全国中医药行业高等教育"十二五"规划教材
全国高等中医药院校规划教材（第九版）

物理化学实验

（新世纪第三版）

（供中药学类、药学类、制药工程等专业用）

主　编　陈振江（湖北中医药大学）
　　　　程世贤（广西中医药大学）
副主编　刘幸平（南京中医药大学）
　　　　刘　雄（甘肃中医学院）
　　　　鲁传华（安徽中医学院）
　　　　张　拴（陕西中医学院）
　　　　惠秋沙（山东中医药大学）

中国中医药出版社
·北　京·

图书在版编目（CIP）数据

物理化学实验/陈振江，程世贤主编．—3 版．—北京：中国中医药出版社，2012.7
全国中医药行业高等教育"十二五"规划教材
ISBN 978 - 7 - 5132 - 0993 - 9

Ⅰ.①物…　Ⅱ.①陈…　②程…　Ⅲ.①物理化学 - 化学实验 - 中医药院校 - 教学参
考资料　Ⅳ.①O64 - 33

中国版本图书馆 CIP 数据核字（2012）第 120571 号

中 国 中 医 药 出 版 社 出 版
北京市朝阳区北三环东路 28 号易亨大厦 16 层
邮政编码　100013
传真　010 64405750
河北欣航测绘院印刷厂印刷
各地新华书店经销

*

开本 787 × 1092　1/16　印张 7.5　字数 162 千字
2012 年 7 月第 3 版　2012 年 7 月第 1 次印刷
书　号　ISBN 978 - 7 - 5132 - 0993 - 9

*

定价　12.00 元
网址　www. cptcm. com

全国中医药行业高等教育"十二五"规划教材
全国高等中医药院校规划教材（第九版）
专家指导委员会

吴咸中（天津中西医结合医院主任医师　中国工程院院士）

吴勉华（南京中医药大学校长　教授）

肖培根（中国医学科学院研究员　中国工程院院士）

陈可冀（中国中医科学院研究员　中国科学院院士）

陈立典（福建中医药大学校长　教授）

范永升（浙江中医药大学校长　教授）

范昕建（成都中医药大学校长　教授）

欧阳兵（山东中医药大学校长　教授）

周　然（山西中医学院院长　教授）

周永学（陕西中医学院院长　教授）

周仲瑛（南京中医药大学教授　国医大师）

郑玉玲（河南中医学院院长　教授）

胡之璧（上海中医药大学教授　中国工程院院士）

耿　直（新疆医科大学副校长　教授）

高思华（北京中医药大学校长　教授）

唐　农（广西中医药大学校长　教授）

梁光义（贵阳中医学院院长　教授）

程莘农（中国中医科学院研究员　中国工程院院士）

傅克刚（江西中医学院院长　教授）

谢建群（上海中医药大学常务副校长　教授）

路志正（中国中医科学院研究员　国医大师）

廖端芳（湖南中医药大学校长　教授）

颜德馨（上海铁路医院主任医师　国医大师）

秘　书　长　王　键（安徽中医学院院长　教授）

洪　净（国家中医药管理局巡视员兼人事教育司副司长）

王国辰（全国中医药高等教育学会教材建设研究会秘书长
　　　　中国中医药出版社社长）

办公室主任　周　杰（国家中医药管理局人事教育司教育处处长）

林超岱（中国中医药出版社副社长）

李秀明（中国中医药出版社副社长）

办公室副主任　王淑珍（全国中医药高等教育学会教材建设研究会副秘书长
　　　　中国中医药出版社教材编辑部主任）

裴　颢（中国中医药出版社教材编辑部副主任）

全国中医药行业高等教育"十二五"规划教材
全国高等中医药院校规划教材（第九版）

《物理化学实验》编委会

前　言

全国中医药行业高等教育"十二五"规划教材是为贯彻落实《国家中长期教育改革和发展规划纲要（2010－2020年）》、《教育部关于"十二五"普通高等教育本科教材建设的若干意见》和《中医药事业发展"十二五"规划》，依据行业人才需求和全国各高等中医药院校教育教学改革新发展，在国家中医药管理局人事教育司的主持下，由国家中医药管理局教材办公室、全国中医药高等教育学会教材建设研究会在总结历版中医药行业教材特别是新世纪全国高等中医药院校规划教材建设经验的基础上，进行统一规划建设的。鉴于由中医药行业主管部门主持编写的全国高等中医药院校规划教材目前已出版八版，为便于了解其历史沿革，同时体现其系统性和传承性，故本套教材又可称"全国高等中医药院校规划教材（第九版）"。

本套教材坚持以育人为本，重视发挥教材在人才培养中的基础性作用，充分展现我国中医药教育、医疗、保健、科研、产业、文化等方面取得的新成就，以期成为符合教育规律和人才成长规律的科学性、先进性、适用性的优秀教材。

本套教材具有以下主要特色：

1. 继续采用"政府指导，学会主办，院校联办，出版社协办"的运作机制

在规划、出版全国中医药行业高等教育"十五"、"十一五"规划教材时（原称"新世纪全国高等中医药院校规划教材"新一版、新二版，亦称第七版、第八版，均由中国中医药出版社出版），国家中医药管理局制定了"政府指导，学会主办，院校联办，出版社协办"的运作机制，经过两版教材的实践，证明该运作机制符合新时期教育部关于高等教育教材建设的精神，同时也是适应新形势下中医药人才培养需求的更高效的教材建设机制，符合中医药事业培养人才的需要。因此，本套教材仍然坚持这个运作机制并有所创新。

2. 整体规划，优化结构，强化特色

此次"十二五"教材建设工作对高等中医药教育3个层次多个专业的必修课程进行了全面规划。本套教材在"十五"、"十一五"优秀教材基础上，进一步优化教材结构，强化特色，重点建设主干基础课程、专业核心课程，加强实验实践类教材建设，推进数字化教材建设。本套教材数量上较第七版、第八版明显增加，专业门类上更加齐全，能完全满足教学需求。

3. 充分发挥高等中医药院校在教材建设中的主体作用

全国高等中医药院校既是教材使用单位，又是教材编写工作的承担单位。我们发出关于启动编写"全国中医药行业高等教育'十二五'规划教材"的通知后，各院校积极响应，教学名师、优秀学科带头人、一线优秀教师积极参加申报，凡被选中参编的教师都以积极热情、严肃认真、高度负责的态度完成了本套教材的编写任务。

4. 公开招标，专家评议，健全主编遴选制度

本套教材坚持公开招标、公平竞争、公正遴选主编原则。国家中医药管理局教材办公室和全国中医药高等教育学会教材建设研究会制订了主编遴选评分标准，经过专家评审委员会严格评议，遴选出一批教学名师、高水平专家承担本套教材的主编，同时实行主编负责制，为教材质量提供了可靠保证。

5. 继续发挥执业医师和职称考试的标杆作用

自我国实行中医、中西医结合执业医师准入制度以及全国中医药行业职称考试制度以来，第七版、第八版中医药行业规划教材一直作为考试的蓝本教材，在各种考试中发挥了权威标杆作用。作为国家中医药管理局统一规划实施的第九版行业规划教材，将继续在行业的各种考试中发挥其标杆性作用。

6. 分批进行，注重质量

为保证教材质量，本套教材采取分批启动方式。第一批于 2011 年 4 月启动中医学、中药学、针灸推拿学、中西医临床医学、护理学、针刀医学 6 个本科专业 112 种规划教材。2012 年下半年启动其他专业的教材建设工作。

7. 锤炼精品，改革创新

本套教材着力提高教材质量，努力锤炼精品，在继承与发扬、传统与现代、理论与实践的结合上体现了中医药教材的特色；学科定位准确，理论阐述系统，概念表述规范，结构设计更为合理；教材的科学性、继承性、先进性、启发性及教学适应性较前八版有不同程度提高。同时紧密结合学科专业发展和教育教学改革，更新内容，丰富形式，不断完善，将学科、行业的新知识、新技术、新成果写入教材，形成"十二五"期间反映时代特点、与时俱进的教材体系，确保优质教育资源进课堂，为提高中医药高等教育本科教学质量和人才培养质量提供有力保障。同时，注重教材内容在传授知识的同时，传授获取知识和创造知识的方法。

综上所述，本套教材由国家中医药管理局宏观指导，全国中医药高等教育学会教材建设研究会倾力主办，全国各高等中医药院校高水平专家联合编写，中国中医药出版社积极协办，整个运作机制协调有序，环环紧扣，为整套教材质量的提高提供了保障机制，必将成为"十二五"期间全国高等中医药教育的主流教材，成为提高中医药高等教育教学质量和人才培养质量最权威的教材体系。

本套教材在继承的基础上进行了改革与创新，但在探索的过程中，难免有不足之处，敬请各教学单位、教学人员以及广大学生在使用中发现问题及时提出，以便在重印或再版时予以修正，使教材质量不断提升。

国家中医药管理局教材办公室
全国中医药高等教育学会教材建设研究会
中国中医药出版社
2012 年 6 月

编写说明

根据《教育部关于"十二五"普通高等教育本科教材建设的若干意见》，国家中医药管理局教材办公室、全国高等中医药教材建设研究会，于2011年7月在北京召开了全国中医药行业高等教育"十二五"规划教材主编会议，启动了新一轮教材的编写，同时实验教材的编写也重新启动。

物理化学实验作为高等中医药院校中药学、药学、制药工程及相关专业的一门重要实验课程，对物理化学理论的理解和应用起着极其重要的作用。

本实验教材选择了由各院校提出的近年来现行教学中有代表性、较成熟的26个实验。这些实验涵盖热力学、相平衡、电化学、动力学、表面现象、溶胶和大分子溶液方面的内容，除注意与理论密切联系外，还注意与专业特点相结合。教材中还选择了部分稍有难度、带提高性的实验作为备选实验，教学中可根据各校现有的仪器、条件进行选择。除实验本身内容外，本书还介绍了本书实验中涉及的各种仪器的原理、相应的技术，另外介绍了误差分析及数据处理，旨在帮助学生在物化实验教学中对物理化学学科有更深入的理解，并且树立良好的科学作风。编写本实验教材的目的还在于促进各院校重视物理化学实验教学的改进，并在此基础上丰富发展物理化学实验教学，因此也希望各院校在今后的教学中，针对本教材的不足，加强相互交流，不断总结提高，为将来重新编写更高水平的教材做好准备。

参加本教材编写的各位编委，在编写过程中经常沟通，以确保教材质量。非常感谢编写组全体成员对本实验教材编写付出的努力。

在编写修订过程中，我们参阅了许多国内外教材，其书目作为参考文献列于书末。

由于编写时间仓促，加之实验是各院校提供，不是每个实验都做过，因此编写中难免有错漏之处，请各使用教材的老师在实验过程中提出宝贵意见，以便进一步修订提高。

《物理化学实验》编委会

2012 年 6 月

目　录

第一章 绪 论

第一节 物理化学实验的目的和要求

物理化学实验是以数据测量为主要内容，以通过对实验数据的科学处理为手段来研究物质的物理、化学性质及其化学反应规律的一门科学。进行物理化学实验的目的，是巩固、加深对物理化学原理的理解，训练使用仪器的操作技能，以及培养观察现象、正确记录、处理数据和分析问题的独立工作能力，使物理化学的理论与技术更好地应用于药学实践。

学生在实验过程中应虚心学习，勤于动手，善于思考，认真做好每个实验，努力培养独立从事科学研究的能力。

1. 实验前的预习

学生在实验前要充分了解实验的目的和原理，了解所用仪器的构造和使用方法；了解实验步骤，避免在原理上和方法上的错误，因为有些错误甚至可以导致整个实验失败。在充分预习的基础上写出实验预习报告，其内容包括：实验的目的和原理，实验数据记录表格。实验前这种预习能大大提高实验效果，不可忽视。

2. 实验记录

记录实验现象和数据必须真实、准确，记录的数据应为实际测试的结果，不能随意更改或舍弃，所有数据都应记录在编有页码和日期的实验记录本上，数据记录要表格化，字迹要整齐清楚。保持良好的记录习惯是物理化学实验的基本要求之一。

3. 实验报告

书写实验报告是本课程重要的基本训练内容，它将使学生在实验数据处理、作图、误差分析、问题归纳等方面得到训练和提高。实验报告的质量能在很大程度上反映学生的实际水平和独立工作能力。

实验报告的内容大致可分为：实验目的和原理、实验装置、实验条件（温度、大气压、试剂、仪器精密度）、原始实验数据、数据的处理及作图的讨论等。

实验报告的重点应该放在对实验数据的处理和对实验结果的分析及讨论上。这种讨论一般包括对实验现象的分析和解释，对实验结果的误差分析，对实验的改进意见，以及心得体会和查阅过的文献目录等。

一份好的实验报告应该是：实验目的和原理阐述清楚、数据齐全、作图准确、讨论深入、结果正确、字迹清楚。通过写实验报告，可以达到加深理解实验内容，提高撰写科研论文及实验报告的能力，培养严谨科学态度的目的。

此外，学生应严格遵守实验室的规章制度，对实验室的安全操作应予以特别重视。

第二节　物理化学实验数据的处理

物理化学实验结果的表达方式主要有三种：列表法、作图法和方程式法。

（一）列表法

在进行物理化学实验时，常常得到大量的数据，应该尽可能列表，使其整齐地有规律地表达出来，以便于运算处理，同时也便于检查，以减少差错。

用列表法表达实验数据时，主要是将自变量 x 和因变量 y 对应列出，以便可以清楚地看出两者的关系。

列表时应注意以下几点：

1. 每一表格有简明完备的名称。

2. 表格的每一行，都应该详细写上名称与单位。

3. 通常选择较简单的变量如温度、时间、浓度等作为自变量，选择时最好能使其数值依次等量递增地变化。如果实际测定时不能做到，可以先将直接测量的结果，按自变量和因变量作图，再从图上读出新的等量递增的自变量数据，再用表格列出相应的因变量。这种方法在测定随时间改变的物理量时，最常用。

4. 每一行中，数字的排列要整齐，位数和小数点要对齐，应特别注意有效数字的位数。

（二）作图法

用作图法表达物理化学实验数据有许多优点，首先它能非常直观地表示各个测量值之间的关系，其次它能直接反映出数据变化的特点，如出现极大、极小或发生转折等。根据所作图，还可以作切线、求面积，将数据进一步处理，从而得到所需的结果。这种实例很常见。由于作图法具有这些优越性，因此作图法的应用极为广泛。在物理化学实验中的重要应用，有如下几个方面：

1. 求外推值

有些不能由实验直接测定的数据，常常可以用作图外推的方法求得。主要利用测量数据间的线性关系，外推至测量范围之外，求得某一函数的极限值。这种方法称为外推法。例如用黏度法测定高聚物分子量时，必须求得特性黏度 $[\eta]$，它是在溶液无限稀释时的比黏度 η_{sp}/c 对 c 作用，当 c 趋近于零时的 η_{sp}/c，即为所要求得到的 $[\eta]$。又例如：强电解质无限稀释溶液的摩尔电导率 Λ_m^∞ 的值不能由实验直接测量，但可测定浓度很稀时溶液的摩尔电导率 Λ_m^∞，然后作图外推至浓度为 0，即可求无限稀释溶液的 Λ_m^∞。

2. 求经验方程

若因变量 y 与自变量 x 之间有线性关系，那么就应符合下列方程

$$y = mx + b$$

它们的几何图形应为一直线，m 是直线的斜率，b 是直线在 y 轴上的截距。应用实验数据 (x_i, y_i) 作图，作一条尽可能连接诸实验点的直线，从直线的斜率和截距，便可求得 m 和 b 的具体数据，从而得出经验方程。对指数函数取其对数作图仍可得一直线，如化学动力学中的阿累尼乌斯反应速率常数 k 与活化能 E 的关系式

$$k = Ae^{-E_a/RT}$$

若根据不同温度 T 下的 K 值，以 $\ln K$ 对 $1/T$ 作图，则可得一直线，由直线的斜率和截距可分别求出活性能 E_a 和碰撞频率 A 的数值，其他的非线性函数则可作类似的处理。

3. 作切线求函数的微商

从曲线的斜率求函数的微商，在数据处理中也是经常采用的方法。例如在"溶液表面吸附"实验中，就是从表面张力－浓度曲线上作切线，以求出在一定浓度时表面张力随浓度的变化率 $\dfrac{\partial \sigma}{\partial c}$，通过吉布斯公式，计算吸附量。

此外，尚可根据曲线的转折点求某些数据，根据曲线所包围的面积，求算某些物理量等。

由于作图法的应用极为广泛，因此对于作图法也应认真掌握。下面介绍作图的一般步骤及规则：

（1）坐标纸和比例尺的选择　最常用的是直角坐标纸。用直角坐标纸作图时，以自变量为横轴，因变量为纵轴，横轴与纵轴上的分度不一定从 0 开始，可视具体情况而定。坐标轴上分度的选择极为重要，若选择不当，将使曲线的某些相当于极大、极小或折点的特殊部分不能显示清楚。分度的选择应遵守下述规则：

①要能表示出全部有效数字，以使从作图法求出的物理精确度与测量的精确度相适应；

②坐标轴上每小格所对应数值应简便易读，便于计算，一般取 1、2、5 等；

③在上述条件下，应考虑充分利用图纸的全部面积，使全图布局匀称合理；

④若作的图形是直线，分度的选择应使其斜率接近于 1。

（2）画坐标轴　坐标的分度选定后，画上坐标轴，在轴旁注明该轴所代表变量的名称及单位。在纵轴之左以及横轴下面每隔一定距离写下该处变量应有之值，以便作图及读数。纵轴分度自下而上，横轴自左至右。

（3）作测量点　将测得的数据，以点描绘于坐标纸上即可，如果自变量与因变量的误差相等，则图上用圆点"·"代表各点，若在同一图上表示几组测量数据时，应用不同的符号加以区别，如⊙、△、＊等。

（4）作曲线　作出各测量点后，用曲线板或曲线尺作出尽可能接近于各点的曲线，曲线应光滑均匀，细而清晰。曲线不必通过所有的点，但分布在曲线两旁的点数，应近似相等。点和曲线间的距离，表示测量的误差，要使曲线和点间的距离的平方和为最

小，并且曲线两旁各点与曲线间的距离应近于相等。在作图时也存在着作图误差，所以作图技术的好坏也将影响实验结果的准确性。

（5）**写图名** 曲线作好后，应写上完备的图名，标明坐标轴代表的物理量及比例尺，注写主要的测量条件，如温度、压力等。

（6）**切线的作法** 在曲线上作切线，通常应用下面两种方法：

镜像法：若需在曲线上任一点 Q 作切线，可取一平面镜垂放于图纸上，使镜面和曲线的交线通过 Q 点，并以 Q 点为轴，旋转平面镜，待镜外的曲线和镜中的曲线的像成为一光滑曲线时，沿镜边缘作直线 AB，这就是法线。通过 Q 点作与 AB 的垂线 CD，CD 线即为切线（见图1a）。

平行线法：在所选择的曲线段上，作两条平行线 AB 与 CD，作此两段的中点连线 EF，与曲线相交于 Q，通过 Q 作与 AB、CD 相平行的直线 GH，GH 即为此曲线在 Q 点的切线（见图1b）。

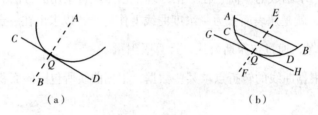

（a） （b）

图1 切线的作法

（a）镜像法 （b）平行线法

（三）方程式法

一般实验数据可以用数学经验方程式表示出来。这样表达方式简单，记录方便，也便于进行微分、积分。经验方程式是客观规律的近似描写，它是理论探讨的线索和根据，许多经验方程式中系数的数值，是与某一些物理量相对应的。为了得此物理量，将数据归纳为经验方程式，也是非常必要的。

例如：在固-液界面吸附中，朗格茂（Langmuir）吸附方程被证明在经验上是成立的。吸附量 Γ 和吸附物的平衡浓度 C 有下列关系：

$$\frac{C}{\Gamma} = \frac{C}{\Gamma_\infty} + \frac{1}{b\Gamma_\infty}$$

从上式可以看出，以 C/Γ 对 C 作图，应该是一直线。由斜率可求出饱和吸附量 Γ_∞，进一步可以计算每个分子的截面积和吸附剂的比表面。

建立经验方程，常常以直线式表示

$$y = mx + b$$

主要工作是确定 m 和 b。一般采用下列方法：

1. 图解法

在直角坐标纸上，用实验数据作图得一直线，将直线延长与 Y 轴相交，在 Y 轴上的截距即为 b。若直线与 X 轴的夹角为 θ，则 $m = \mathrm{tg}\theta$。

另外，也可以在直线两端选两个点，其坐标为 (x_1, y_1)、(x_2, y_2)，因它们在直线上，必然符合直线方程，所以得：

$$\begin{cases} y_1 = mx_1 + b \\ y_2 = mx_2 + b \end{cases}$$

解此联立方程即得：

$$m = \frac{y_1 - y_2}{x_1 - x_2} \qquad \begin{array}{l} b = y_1 - mx_1 \\ b = y_2 - mx_2 \end{array}$$

2. 计算法

根据所测数据直接计算，以求得 m 和 b。

假设从实验得到几组数据：(x_1, y_1)、$\cdots$、(x_n, y_n)，若都符合直线方程，则应下列方程组成立：

$$y_1 = mx_1 + b$$
$$y_2 = mx_2 + b$$
$$\cdots\cdots \quad \cdots\cdots$$
$$y_n = mx_n + b$$

由于测定值都有偏差，若定义

$$\sigma_i = mx_i + b - y_i \qquad i = 1, 2, 3 \cdots$$

σ_i 为第 i 组数据的"残差"。通过"残差"处理，求得 m 和 b。常用的处理"残差"的方法有两种：

①平均法：这是最简单的方法。这个方法令经验公式中"残差"的代数和为零
即

$$\sum_{i=1}^{n} \sigma_i = 0$$

将上列方程组分为方程组相等或基本相等的两组。

$$\begin{array}{ll} y_1 = mx_1 + b & y_{k+1} = mx_{k+1} + b \\ \cdots\cdots \quad \cdots\cdots & \cdots\cdots \quad \cdots\cdots \\ y_k = mx_k + b & y_n = mx_n + b \end{array}$$

叠加起来得：

$$\sum_{i=1}^{k} \sigma_i = m\sum_{i=1}^{k} x_i + kb - \sum_{i=1}^{k} y_i = 0$$
$$\sum_{i=k+1}^{n} \sigma_i = m\sum_{i=k+1}^{n} x_i + kb - \sum_{i=k+1}^{n} y_i = 0$$

将上面两个方程式联立解之，便可以求出 m 和 b。

现有下列数据，按上述方法处理如下：

x	1	3	8	10	13	15	17	20
y	3.0	4.0	6.0	7.0	8.0	9.0	10.0	11.0

将这些数据组合为两组：

$$\sigma_1 = m + b - 3.0 \qquad\qquad \sigma_5 = 13m + b - 8.0$$
$$\sigma_2 = 3m + b - 4.0 \qquad\qquad \sigma_6 = 15m + b - 9.0$$
$$\sigma_3 = 8m + b - 6.0 \qquad\qquad \sigma_7 = 17m + b - 10.0$$
$$\sigma_4 = 10m + b - 7.0 \qquad\qquad \sigma_8 = 20m + b - 11.0$$

根据 $\sum_i \sigma_i = 0$，上面的两组数据之和应为零，即

$$22m + 4b - 20.0 = 0 \qquad\qquad 65m + 4b - 38.0 = 0$$

将上面两个方程联立并解之，得：

$$m = 0.420$$
$$b = 2.70$$

由此得到所求直线方程为：

$$y = 0.420x + 2.70$$

②最小二乘法：这是最准确的处理方法。其根据是使"残差"的平方和为最小。以 Δ 表示"残差"的平方和，则有

$$' \Delta = \sum_{i=1}^{n} \sigma_i^2 = \sum_{i=1}^{n} (mx_i + b - y_i)^2$$
$$= m^2 \sum_{i=1}^{n} x_i^2 + 2mb \sum_{i=1}^{n} x_i - 2m \sum_{i=1}^{n} x_i y_i + nb^2 - 2b \sum_{i=1}^{n} y_i + \sum_{i=1}^{n} y_i^2$$

根据函数有极限值的条件，使 Δ 为最小必须有：

$$\frac{\partial \Delta}{\partial m} = 0 \qquad\qquad \frac{\partial \Delta}{\partial b} = 0$$

即：

$$\frac{\partial \Delta}{\partial m} = 2m \sum_{i=1}^{n} x_i^2 + 2b \sum_{i=1}^{n} x_i - 2 \sum_{i=1}^{n} x_i y_i = 0$$

$$\frac{\partial \Delta}{\partial b} = 2m \sum_{i=1}^{n} x_i + 2nb - 2 \sum_{i=1}^{n} y_i = 0$$

将上两式联立，便可以解出 m 和 b。

$$m = \frac{n \sum_{i=1}^{n} x_i y_i - \sum_{i=1}^{n} x_i \sum_{i=1}^{n} y_i}{n \sum_{i=1}^{n} x_i^2 - \left(\sum_{i=1}^{n} x_i \right)^2}$$

$$b = \frac{\sum_{i=1}^{n} x_i^2 \sum_{i=1}^{n} y_i - \sum_{i=1}^{n} x_i \sum_{i=1}^{n} x_i y_i}{n \sum_{i=1}^{n} x_i^2 - \left(\sum_{i=1}^{n} x_i \right)^2}$$

现将前面的数据，按最小二乘法处理如下：

	x	y	x^2	xy
	1	3.0	1	3.0
	3	4.0	9	12.0
	8	6.0	64	48.0
	10	7.0	100	70.0
	13	8.0	169	104.0
	15	9.0	225	135.0
	17	10.0	289	170.0
	20	11.0	400	220.0
总和	87	58.0	1257	762.0

由上表知：$n=8$，$\sum x=87$，$\sum y=58.0$，$\sum x^2=1257$，$\sum xy=762.0$，将上述数据代入最小二乘法的公式中得：

$$m = \frac{8 \times 762.0 - 87 \times 58.0}{8 \times 1257 - 87^2} = 0.422$$

$$b = \frac{1257 \times 58.0 - 87 \times 762.0}{8 \times 1257 - 87^2} = 2.66$$

由此得所求直线方程为：

$$y = 0.422x + 2.66$$

第二章　实验部分

实验一　溶解热的测定

一、实验目的

1. 用量热法测定固体试剂的溶解热。
2. 掌握量热法的基本原理、测量方法。
3. 掌握贝克曼温度计的使用方法。

二、实验原理

在定温定压下，一定量的物质溶于一定量的溶剂中所产生的热效应称为该物质的溶解热。溶解热数值取决于溶液和溶质的性质及它们的相对量以及温度和压力。在定温定压（通常指 25℃ 和 100kPa）下，1mol 物质溶于一定量溶剂中形成某浓度溶液时的热效应，称为该浓度溶液的积分溶解热，以符号 $\Delta_s H_m$ 表示。本实验测定 KNO_3 的积分溶解热。

由热力学原理可知 $\Delta H = C \Delta T$。在测量过程中，为计算溶解热，必须求得 C 和 ΔT。C 是系统的热容（包括系统中各种元器件的热容），它不仅不易算出，而且随温度变化是一个很难通过计算获得的量。为此在待测热量接近相等的 ΔT 范围内，对量热系统通电输入一定的已知热量 $\Delta H_{电}$，并测出 $\Delta T_{电}$（通电加热过程中温度的升高值），由 $\Delta H_{电} = C \cdot \Delta T_{电}$ 可求出热容 C。再使样品在系统中溶解，测出 $\Delta T_{待测}$（物质溶解过程中温度的降低值），由 $C \cdot \Delta T_{待测} = \Delta H_{待测} = \Delta H$，算出溶解热 ΔH，这就是溶解热测量的基本原理。

本实验中样品 KNO_3 的溶解为吸热过程，可用电热补偿法求出其积分溶解热。

KNO_3 溶解过程中，系统温度不断下降。实验中通过电加热器对系统加热，通电一定时间 t 后，当系统温度回到溶解开始时，即温差为零时停止测定。此过程所做电功即为样品 KNO_3 溶解所吸收的热量，由此计算出 KNO_3 的积分溶解热。这种方法操作简单，不必计算系统的热容。

$$\Delta_s H_m = IUt \cdot \frac{M}{W} \tag{1-1}$$

式中：I 为电流值；U 为电压值；t 为测定时间；W 为样品 KNO_3 的质量；M 为样品 KNO_3 的摩尔质量；$\Delta_s H_m$ 为测得的 KNO_3 的积分溶解热。

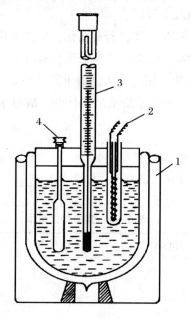

图 1 - 1　量热计示意图

1. 广口保温瓶　　　2. 电加热器
3. 贝克曼温度计　　4. 搅拌器

三、仪器与试剂

仪器：溶解热测定仪一套，贝克曼温度计（配读数放大镜）一支（或精密温差测量仪一台），秒表一只，称量瓶。

试剂：KNO_3（分析纯）。

四、实验步骤

1. 本实验所用装置如图 1 - 1 所示。

2. 精确称取 KNO_3 样品（已研磨、烘干）约 3.5g，5 份，分别编号，放入干燥器中。

3. 量取 220mL 蒸馏水于量热器中，调节磁搅拌到合适转速。

4. 调节电源、电压值，使功率 IU 为 2.5W（参考值）左右，并在实验中保持此值不变。一旦通电，电加热器即开始加热。

5. 待量热器中温度加热至高于环境温度 0.5℃左右时，读取贝克曼温度计读数，同时将量热器加样口打开，加入 1 号样品，并开始计时，此时温度开始下降，随后温度会上升。

6. 当温差为零时，记下时间 t_1，同时加入 2 号样品，待温差变为零时，记下时间 t_2，同时加入 3 号样品。以下依次重复，直至所有样品测定完毕。

注意事项：

1. 因加热器开始加热初时有一滞后性，故应先让加热器加热正常，使温度高于环境温度 0.5℃左右，开始加入 1 号样品。

2. 实验过程中，要保持 IU 不变，若有变化，应细调仪器，以保持 IU 的恒定。

3. 为确保样品充分溶解，实验前样品需研磨烘干，实验时需有合适的搅拌速度。实验结束后，不应残留有 KNO_3 固体，否则需重做实验。

4. 实验过程中，加热时间与样品量是累计的，故秒表的读数是累计的，切不可在实验中途将秒表卡停。

五、数据记录与处理

1. 将测定的数据列表。

表 1-1　实验数据记录

时间 t/min	温度/℃	电压/V	电流/A

2. 计算 KNO_3 的积分溶解热 $\Delta_s H_m$。

六、思考题

1. 为什么本实验用电热补偿法测定？

2. 分析实验的各种影响因素。

实验二　燃烧热的测定

一、实验目的

1. 了解氧弹式量热计的原理、构造及使用方法。

2. 明确燃烧热的定义，了解恒容燃烧热与恒压燃烧热的差别。

3. 用氧弹式量热计测量蔗糖的燃烧热。

二、实验原理

1mol 物质完全氧化时的反应热称为燃烧热。所谓完全氧化是指：$C \rightarrow CO_2$（g），$H \rightarrow H_2O$（l），$S \rightarrow SO_2$（g），N、卤素、Ag 等元素变为游离状态。

　　例如：在 25℃、$1.01325 \times 10^5 Pa$ 下苯甲酸的燃烧热为 -3226.9 kJ/mol，反应方程为

$$C_6H_5COOH\ (s)\ +7\frac{1}{2}O_2\ (g)\ \xrightarrow[25℃]{1.01325 \times 10^5 Pa} 7CO_2\ (g)\ +3H_2O\ (l)$$

$$\Delta_c H_m^\Theta = -3226.9 kJ/mol$$

利用燃烧热的数据可以计算化学反应的反应热，即

$$\Delta_r H_m^\Theta = -\sum \nu_i \Delta_c H_m^\Theta$$

　　对于有机化合物，通常利用燃烧热的基本数据求算反应热。燃烧热的测定，是让燃烧反应在恒容条件下进行，用氧弹量热计测出的是恒容燃烧热 Q_V（ΔU），但常用的数据为恒压燃烧热 Q_p（即 ΔH），对于理想气体，根据热力学推导，Q_p 与 Q_V 的关系是

$$Q_p = Q_V + \Delta nRT \qquad (2-1)$$

　　式中，Δn 为产物中气体的总物质的量与反应物中气体总物质的量之差；R 为气体常数；T 为反应温度，用绝对温度表示。

　　通过实验测得 Q_V 值，根据上述关系可计算出 Q_p 值。

　　本实验中测量的基本原理是能量守恒定律。先在盛水容器中放入装有样品和氧气的密闭氧弹，以燃烧丝引火，使 m（g）样品完全燃烧，放出的热量全部传给水和仪器，使温度上升。若已知水量为 a（g），水的比热容为 C［J/（g·℃）］，仪器的总热容为 $C_{总}$（量热计中氧弹、水桶每升高 1℃ 所需的总热量，J/℃），燃烧丝燃烧热为 q（J/cm），引火燃烧丝长度为 h（cm），始末温度分别为 t_0、t_n，则 m（g）物质的恒容热符合以下关系

$$qh + \frac{W}{M}Q_V = (Ca + C_{总})(t_n - t_0) \qquad (2-2)$$

该物质的摩尔燃烧热为

$$Q_V = \frac{M}{W}\left[(Ca + C_{总})(t_n - t_0) - qh\right] \qquad (2-3)$$

　　式中，W 为样品质量；M 为该物质的摩尔质量。

　　若每次实验时水量相等，对同一台仪器 $C_{总}$ 不变，则 $(Ca + C_{总})$ 可视为定值 K，上式改为

$$Q_V = \frac{M}{W}(K\Delta t - qh) \qquad (2-4)$$

　　式中，K 为量热计的常数，J/℃；Δt 为始末温差，$\Delta t = t_n - t_0$。

　　量热计的常数 K 的求法是：用已知燃烧热的物质（本实验用苯甲酸）放在量热计中燃烧，测其始末温度，求出 Δt，而 M、W、q、h 均为已知数，再根据式（2-4）即可求出 K。

　　由于燃烧丝热量远小于样品放热量，可忽略不计，则式（2-4）可简化为

$$Q_v = \frac{M}{W}K\Delta t$$

K 值求出后，用同一方法测定蔗糖（$C_{12}H_{22}O_{11}$）燃烧时的恒容热效应 Q_V，再根据

$$C_{12}H_{22}O_{11}（s）+12O_2（g）\xrightarrow[\text{室温}]{1.01325\times10^5 Pa}12CO_2（g）+11H_2O（l）$$

即可求出蔗糖的燃烧热 $\Delta_cH_m^{\ominus}=Q_p=Q_\nu+RT\Delta n$。

三、仪器与试剂

仪器：电脑，多功能控制箱，氧弹式量热计（见图 2-1），氧气钢瓶（附减压阀），2000mL 及 1000mL 容量瓶，燃烧丝，分析天平及台式天平，万用电表等。

试剂：分析纯蔗糖，分析纯苯甲酸。

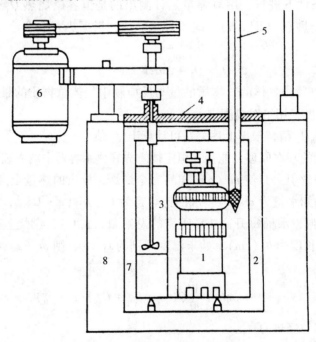

图 2-1　氧弹式量热计

1. 氧弹　2. 水桶　3. 搅拌器　4. 胶木盖　5. 温度传感器
6. 电动机　7. 空气隔热层　8. 水夹套

四、实验步骤

1. 氧弹式量热计常数的测定

（1）样品压片　用台式天平称约 0.8g 左右的苯甲酸（不得超过 1g），在压片机上压片，然后将此片在分析天平上准确称量。

将称量后的苯甲酸药片先用棉线捆好，再用铜丝吊在氧弹的两个电极上，悬在坩埚上方，铜丝与坩埚不可相碰。

（2）氧弹充氧气　用万用电表测量氧弹上两电极是否通路，如不通应打开氧弹重装，如通路即可充氧。

将氧气表出气孔与氧弹进气孔用进气导管连接，打开钢瓶阀门及减压阀缓缓进气，

当气压达 1~1.5MPa 时，停留 0.5 分钟，充氧完毕。

（3）装置量热计　用万用电表再次测量氧弹两极是否通路，若不通，则需打开氧弹进行检查。

用容量瓶准确量取已被调节到低于外桶水温 0.5℃ 的蒸馏水 3000mL，装入量热计内桶。

（4）测量热容量　打开多功能控制箱，并打开电脑，进入燃烧热测量系统，先"设置"苯甲酸的燃烧热为 26423J/g，求热容量，然后存盘退出。按面板要求填入相应数据。

将氧弹放入已装好水的内桶中，控制器的点火导线连接在氧弹的两极上，盖好胶盖，点"开始实验"，即开始测量（注意：测量过程中不要动任何按钮，否则实验重做）。

2. 测定蔗糖的燃烧热

准确称取 1.2g 蔗糖，用上述方法测定蔗糖的燃烧热。

五、数据记录与处理

表 2-1　量热计常数的测定（苯甲酸）

质量：		外桶温度：		内桶温度：	
初期温度/℃		主期温度/℃		末期温度/℃	
热容量：				发热量：26423J/g	

表2-2 蔗糖燃烧热的测定

质量：		外桶温度：		内桶温度：	
初期温度/℃		主期温度/℃		末期温度/℃	
热容量：					

1. 按表格填入相应数据。
2. 计算 $\Delta t_{校正}$，或从电脑所得升温曲线外推求温差，计算量热计常数。
3. 计算蔗糖的标准摩尔燃烧热 $\Delta_C H_m^{\ominus}$，并与文献值比较。

六、思考题

1. 如何根据实验测得的 Q_V 求出 $\Delta_C H_m^{\ominus}$？
2. 为什么要测定真实温差？如何测定真实温差？

附1：进行温差校正的经验公式

$$\Delta t_{校正} = \frac{V + V_1}{2} \times m + V_1 \gamma$$

$$V = \frac{t_0 - t_低}{10} \qquad V_1 = \frac{t_高 - t_末}{10}$$

式中：V——点火前，每0.5分钟量热计的平均温度变化率；

V_1——样品燃烧使量热计温度达最高而开始下降后，每0.5分钟的平均温度变化率；

m——点火后，温度上升很快（大于每0.5分钟0.3℃）时的0.5分钟间隔数，第一个间隔不管温度升多少都计入 m 中；

γ——点火后每0.5分钟温度上升小于0.3℃间隔数。

在考虑了温差校正后真实温差应该是

$$\Delta t = t_高 - t_低 + \Delta t_{校正}$$

式中：　$t_{低}$——点火前读得量热计的最低温度；

　　　　$t_{高}$——点火后量热计达到最高温度后，开始下降的第一个读数。

附2：记录及计算示例（苯甲酸标定量热计的常数）

室温 22.3℃　　　　　　气压为常压

外桶温度 22.5℃　　　　苯甲酸质量 m（g）

内桶温度 21.8℃　　　　燃烧丝长度－剩余燃烧丝长度＝燃烧掉燃烧丝长度

实验数据见下表，温度变化率分别为

$$V = \frac{2.283 - 2.304}{10} = -0.0021$$

$$V_1 = \frac{4.525 - 4.510}{10} = 0.0015$$

而 $m = 3$，$\gamma = 9$，因而有

$$\Delta t_{校正} = \frac{-0.0021 + 0.0015}{2} \times 3 + 0.0015 \times 9 = 0.0126（℃）$$

$$\Delta t = 4.525 - 2.304 + 0.0126 = 2.2336（℃）$$

根据式（2-4）即可计算出量热计的常数 K。

序号 每0.5min	温度读数	序号 每0.5min	温度读数	序号 每0.5min	温度读数
0	2.283（t_0）	14	4.31	28	4.517
1	2.285	15	4.43	29	4.515
2	2.287	16	4.503	30	5.514
3	2.290	17	4.520	31	4.512
4	2.291	18	4.525	32	4.510（$t_{末}$）
5	2.293	19	4.527		
6	2.295	20	4.528		
7	2.297	21	4.528		
8	2.300	22	4.525（$t_{高}$）		
9	2.304	23	4.524		
10	2.304（$t_{低}$）	24	4.523		
11	2.5	25	4.521		
12	3.5 （点火）$m=3$	26	4.520		
13	4.1	27	4.518		

其中序号14~21标注 $\gamma = 9$

实验三　凝固点降低法测定摩尔质量

一、实验目的

1. 掌握用凝固点降低法测定非电解质溶质的摩尔质量。
2. 了解用凝固点降低法研究植物的某些生理现象。

二、实验原理

溶液的凝固点一般低于纯溶剂的凝固点，这种现象称为凝固点降低。非挥发性的非电解质的稀溶液，其凝固点降低值与浓度的关系可用下式表示：

$$T_f^* - T_s = \Delta T_f = \frac{RT_f^{*2}}{\Delta H_f} \cdot \frac{n_B}{n_A} \tag{3-1}$$

式中 T_f^* 为纯溶剂的凝固点；T_s 为溶液的凝固点；ΔT_f 为溶液的凝固点降低值；ΔH_f 为纯溶剂的摩尔溶化热；n_A 为溶剂的物质的量；n_B 为溶质的物质的量。

设在质量为 W_A 的溶剂中溶有质量为 W_B 的溶质，M_A 和 M_B 分别表示溶剂与溶质的摩尔质量，则上式又可写为：

$$\Delta T_f = \frac{RT_f^{*2}}{\Delta H_f} \cdot M_A \left(\frac{W_B}{M_B} \cdot \frac{1}{W_A} \right) = K_f \frac{W_B}{M_B} \cdot \frac{1}{W_A} \tag{3-2}$$

式中 K_f 为凝固点降低常数，它只与溶剂的性质有关，而与溶质的性质无关。

根据上式，如果 W_A、W_B 为已知，可由 ΔT_f 值计算出溶质的摩尔质量 M_B。利用凝固点降低来求摩尔质量是一种简单而又准确的方法，但应注意使用的条件。从公式（3-2）可以看出，ΔT_f 值的大小是与溶质在溶液中的"有效质点"数有关。因此如果溶质在溶液中产生缔合、解离、溶剂化或生成络合物等情况时，用此法求出的摩尔质量为表观摩尔质量。如果已知溶质的摩尔质量则可用此法研究溶液的缔合度、电解质的电离度、活度及活度系数等性质。

生物体内有自动调节液体浓度以适应外界环境的能力。植物处在低温或干旱条件下，通过酶的作用可将多糖、蛋白质等大分子物质分解成小分子的双糖、单糖、草酸、氨基酸等，从而大大提高生物体内液体中溶质的有效质点浓度，使系统的渗透压升高，凝固点降低，以抵御外界的干旱、低温条件，所以测定植物液汁的凝固点降低，可以用来研究植物的某些生理现象。

稀溶液的渗透压为 $\pi = cRT$，式中 c 为溶质的量浓度，对稀溶液

$$c = \frac{\Delta T_f}{K_f} \tag{3-3}$$

所以

$$\pi = \frac{\Delta T_f}{K_f} RT \tag{3-4}$$

测出稀溶液的凝固点降低值，即可由（3-4）求出它的渗透压。

三、仪器与试剂

仪器：凝固点测定仪 1 套，贝克曼温度计 1 支，普通温度计（−10℃～100℃）1 支，读数放大镜 1 个，移液管（50mL）1 支，称量瓶、1000mL 烧杯、400mL 烧杯各 1 个。

试剂：葡萄糖（分析纯），植物汁液，粗食盐及水。

四、实验步骤

1. 冷冻剂的制备

将玻璃缸内放入一定量的碎冰块，加入适量的冷水和粗食盐，搅拌使冷冻剂降至 −1℃～−5℃之间。测定过程中还要逐渐加入食盐和冰块并经常搅动，使冷冻剂维持一定的低温。

2. 溶剂凝固点的测定

仪器装置如图 3−1。取干净的测定管，加入纯溶剂 30mL 左右（其量应没过温度计的下端水银槽），插入贝克曼温度计及细搅棒后，开始测定溶剂的近似凝固点。

将装有溶剂的测定管直接插入冷冻剂中，轻轻上下移动搅棒，溶剂温度便不断下降，最后当有冰花出现时，水银柱不再下降，读出温度计读数（读至小数后二位），此即为溶剂近似凝固点（T_f'）。

然后再测定纯溶剂的精确凝固点。将测定管取出，置于室温中搅拌，使冰块全溶化。再将测定管插入冷冻剂中冷却，轻轻搅动，使温度下降到 T_f'+0.3℃左右，将测定管外部擦干，套上套管（套管要事先置于冷冻剂中，以免管内空气温度过高），由于套管中的测定管周围有空气层，不与冷冻剂直接接触，故冷却速度较慢，从而使溶剂各部分温度均匀。此时继续缓慢而均匀地搅拌溶剂，搅拌时应防止搅棒与温度计及管壁摩擦，当温度比 T_f' 低 0.5℃左右时开始剧烈搅拌，以打破过冷现象，促使晶体出现。当晶体析出时温度迅速上升，这时便改为缓慢搅拌，当温度达到某一刻度稳定不变时，读出该温度值（读至小数点后三位）。重复测定一次，两次读数差值不可超过 0.005℃，取平均值，即为溶剂的凝固点（T_f^*）。

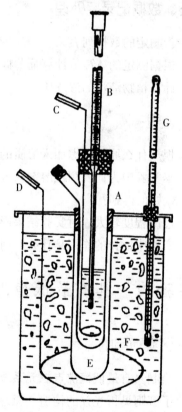

图 3−1 凝固点测定示意图

A. 凝固管 B. 贝克曼温度计
C. 搅拌棒 D. 搅拌棒 E. 套管
F. 玻璃缸 G. 温度计

3. 葡萄糖溶液凝固点的测定

由于固态纯溶剂的析出，溶液的浓度会逐渐增大，因而剩余溶液与固态纯溶剂成平衡的温度也在逐步下降。所以溶液的凝固点是溶液中刚刚析出固态溶剂时的温度。因此应控制不使溶液温度过冷太多。

称取 1.5g 葡萄糖置于干燥清洁的烧杯中，用移液管吸取 30mL 蒸馏水注入杯中，搅匀后，用少量溶液冲洗测定管、玻搅棒和贝克曼温度计三次，余下的溶液倒入测定管中，按照测量纯溶剂凝固点的方法先后测定该溶液的凝固点的近似值与精确值（有时也可在测定管中准确地装入一定体积的纯溶剂，测出其凝固点后，再由侧管投入一定量的压成小片的溶质，测定其凝固点）。

4. 植物液汁渗透压的测定

取两个不同的植物液汁样本，如室温及低温下保存的马铃薯，分别榨取其液汁。依上法测定其凝固点。注意测定管、玻搅棒及贝克曼温度计均用测定液汁先冲洗两次，搅拌不要过于剧烈，以免产生很多泡沫使溶剂不易结晶析出。计算其渗透压值，说明它们产生差别的原因。

五、数据记录与处理

1. 将测定的数据列表。
2. 根据测定的 ΔT_f 值计算葡萄糖的摩尔质量。
3. 计算植物液汁的渗透压。

六、思考题

1. 根据什么原则考虑加入溶质的量，太多或太少对实验结果影响如何？
2. 本实验中为何要测纯溶剂的凝固点？
3. K_f 如何得到？
4. 过冷程度较大，对实验结果影响如何？
5. 实验中搅拌的作用是什么？何时该快？何时该慢？为什么？

实验四　具有最低恒沸点二元系统的沸点组成图绘制

一、实验目的

1. 绘制具有最低恒沸点二元系统的沸点组成图。
2. 了解阿贝折光仪的构造、原理。
3. 掌握阿贝折光仪测定物质折光率的方法。

二、实验原理

某些二元系统溶液的蒸气压与组成的关系不遵守拉乌尔（Raoult）定律，有较大的偏差，其沸点－组成曲线图上出现最高或最低点（称为恒沸点）。根据柯诺瓦洛夫（КОНОВАЛОВ）第二定律，二元系统处于恒沸点时，其气相组成与液相组成相同。甲醇－苯、乙醇－苯、乙醇－环己烷等二元系统均具有最低恒沸点。如以不同组成的乙醇－环己烷溶液在特制蒸馏器中进行蒸馏，并分别测定沸腾时气相（冷凝液）和液相的折光率，从折光率－组成标准曲线上找出相应的组成后，即可绘制气相与液相的沸点－组成曲线图。

三、仪器与试剂

仪器：平衡蒸馏瓶 1 套（如图 4－1 所示），调压变压器（0.5kV）1 台，阿贝折光仪 1 台，超级恒温槽 1 个，长、短滴管各 1 支，1mL、2mL、5mL、10mL、20mL 移液管各 1 支。

试剂：乙醇，环己烷。

四、实验步骤

1. 配制 10 个乙醇－环己烷标准溶液（纯乙醇、纯环己烷及 8 个不同比例的乙醇－环己烷溶液），并编号。

2. 用阿贝折光仪测定 25℃时各标准溶液的折光率。

3. 按图 4－1 连接装置，取 1 号标准溶液适量，倒入蒸馏瓶中（以温度计水银球的 2/3 处与液面接触为宜），并盖好瓶盖。

4. 检查电加热线路，将加热元件的调压变压器预先调节妥当，测定时基本上不必变动。

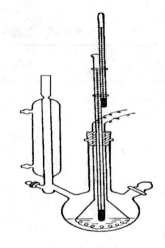

图 4－1　平衡蒸馏瓶

5. 冷凝器中通入冷水，接通电源。待溶液沸腾，温度读数保持恒定后，记下沸点温度，并停止加热。迅速用长取样管自冷凝管上端插入冷凝液收集小槽中，取出气相冷凝液，并立即用阿贝折光仪测其折光率；同时用另一短取样管从蒸馏瓶加液口取出少量液相混合液测其折光率（每一份气相或液相样品的折光率各测三次，取其平均值）。

6. 分别对各组混合液按上述步骤进行测定，每次取样前必须把吸管吹干。

7. 实验结束，停止加热，关闭冷凝水，将蒸馏瓶中溶液倒入回收瓶。

五、数据记录与处理

1. 将测定数据填入下表：

表 4 −1 乙醇 − 环己烷标准曲线测定

样品编号	样品组成（乙醇∶环己烷）	折光率
1	99.4∶0.6	
2	98∶2	
3	92∶8	
4	86.8∶13.2	
5	70∶30	
6	42.5∶57.5	
7	35∶65	
8	17∶83	
9	6∶94	
10	99.8∶0.2	

表 4 −2 乙醇 − 环己烷系统的沸点及气、液相组成测定

组别	测定次数	沸点	液相		气相	
			折光率 n	组成 x	折光率 n	组成 y
1	1					
	2					
	3					
	平均值					
2	1					
	2					
	3					
	平均值					
3						
4						
5						
6						
7						
8						
9						
10						

2. 绘制乙醇 − 环己烷溶液的折光率与组成的标准曲线。

3. 从标准曲线中找出各次蒸馏中气相与液相的组成。

4. 绘制乙醇 − 环己烷的沸点 − 组成图，并指出最低恒沸点的温度及组成。

六、注意事项

1. 阿贝折光仪应置于干燥、空气流通的室内，应经常保持仪器清洁，严禁油手或

汗手触及光学零件，同时应避免强烈震动或撞击，以防止光学零件损伤及影响精度。使用完毕后，应将棱镜打开，用擦镜纸擦干，以备下次测定用。

2. 保温电热丝加热不宜过快，否则易引起暴沸。

3. 必须待沸腾温度保持恒定时再收集气相冷凝液。取样及测定必须迅速，以防液体挥发而改变组成。

七、思考题

1. 能否用阿贝折光仪来测液体的折光率大于折光棱镜的折光率？为什么？

2. 收集气相冷凝液时为什么取样及测定必须迅速？如果因液体挥发而改变组成，对沸点－组成图会有什么影响？

实验五　二组分液－液系统相图的绘制

一、实验目的

1. 绘制部分互溶双液系的溶解度曲线。
2. 从溶解度曲线确定二组分液－液系统的最高临界溶解温度。

二、实验原理

液体在液体中的溶解也适用"相似相溶"的规律。组成、结构、极性和分子大小近似的液体往往可以完全互溶。例如水和乙醇，苯和甲苯等都能完全互溶。

若两种液体的性质有显著差异，可导致两液体发生部分互溶的现象。这种在定压下温度对两种液体互溶程度的影响，可归纳为三种情况：具有最高临界溶解温度的系统，具有最低临界溶解温度的系统与同时具有最高和最低临界溶解温度的系统。

本实验主要验证具有最高临界溶解温度的水－苯酚系统。在常温下将少量苯酚加入水中，它能完全溶解于水。若继续加入苯酚，最终会达到或超过苯酚的溶解度，苯酚不再溶解，此时系统会出现二个液层，一层是苯酚在水中的饱和溶液（简称水层），另一层是水在苯酚中的饱和溶液（简称苯酚层）。在定温定压下二液层达到平衡后，其组成不变。这时在温度－组成（$T-x$）图上

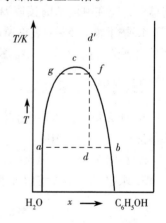

图 5 - 1 水－苯酚系统相图

有相应的两个点，如图 5 - 1 中 a、b 两点。在定压下升高温度时，两液体的相互溶解度都会增加，即两液层的组成发生变化并逐渐接近；当升到一定温度，两液层的组成相等，两相变为一相，如图中 c 点，c 点的温度称为最高临界溶解温度。定压下通过实验可测得不同温度下两液体的相互溶解度，由精确得到的一系列温度及相应组成的数据，就可以绘出水－苯酚系统溶解度图，并找出最高点（即该系统能完全互溶的温度）。

三、仪器与试剂

仪器：1000mL 烧杯 1 只（水浴用），2.5cm×18cm 试管 1 支，0℃~100℃ 1/10 刻度温度计 1 支，搅拌器 1 支，2mL 移液管 1 根，5mL 移液管 1 支，电炉 1 个。

试剂：苯酚（化学纯），蒸馏水。

四、实验步骤

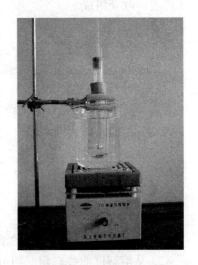

图 5-2　实验装置图

1. 实验装置如图 5-2 所示。

2. 在大试管内加入 2.5g 苯酚（称量精确到 0.1g，苯酚腐蚀性大，易潮解，称量时应小心），然后加入 1.25mL 蒸馏水，放入空气套管中，并保持管内混合物的液面低于水浴的液面。

3. 将水浴加热（约 85℃ 左右）。搅拌内管的混合液，当混合物刚由混浊变为澄清时，迅速读取温度（即上升温度）。然后将套管连同试管提出水面（如室温较高时可仅将试管拿出），不断搅拌，使混合液逐渐冷却，记录混合物由澄清变为混浊时的温度（即下降温度）。此二温度的差值不应超过 0.2℃，否则必须重复上述加热和冷却的操作，直到符合要求为止，其平均值作为混合物的溶解温度。温度升高和降低得愈慢，两个温度愈接近。

值得注意的是，第 5 个点溶液的组成接近临界点的组成，液体由浊至清时颜色稍有些蓝色，应在刚澄清时读取温度。

4. 按下面表 5-1 表格所示量在试管中分批加入蒸馏水进行测定。测定时溶解温度开始会逐渐升高，而后又将逐渐降低，每次加蒸馏水要尽量准确。

五、数据记录与处理

1. 计算每次加水后混合液中苯酚的质量百分数，将各溶液质量百分数和对应的溶解温度填入表 5-1 中。

2. 以溶解温度为纵坐标，组成为横坐标作水-苯酚系统的溶解度曲线。

3. 求出最高临界溶解温度（图上标出的 c 点）。

表 5-1　水-苯酚二组分系统溶解温度数据

大气压强：_____ Pa，室温：_____ ℃

每次加水/mL	1.25	0.50	0.50	1.00	1.50	2.00	2.50	4.00	5.00	5.00
苯酚含量/%										
上升平均温度/℃										
下降平均温度/℃										
平均温度/℃										

六、思考题

1. 为什么温度升高和降低得愈快，两个温度的差值愈大？
2. 为什么将套管连同试管提出水面，再记录混合物由澄清变为混浊时的温度？
3. 本实验如何证实 c 点为最高临界溶解温度？

实验六　三组分液－液系统相图的绘制

一、实验目的

1. 学习绘制有一对共轭溶液的三组分平衡相图（溶解度曲线和连结线）。
2. 掌握相律及用等边三角形坐标表示三组分相图的方法。

二、实验原理

用等边三角形坐标法作三元相图，等边三角形的三个顶点各代表一种纯组分，三角形三条边 AB、BC、CA 分别代表 A 和 B、B 和 C、C 和 A 所组成的二组分系统，而三角形内任何一点表示三组分的组成（如图 6－1）。图中 O 点的组成可确定为：将三角形每条边一百等分，代表 100%，过 O 点作平行于各边的直线，并交于 a、b、c 三点，则 $Oa + Ob + Oc = cc' + Bc + c'C = BC = CA = AB$，故 O 点的 A、B、C 组成分别为 A% = Ca，B% = Ab，C% = Bc。

在醋酸（A）－苯（B）－水（C）三组分系统中，醋酸和苯、醋酸和水完全互溶，而苯和水则不溶或部分互溶（如图 6－2）。图中 EOF 是溶解度曲线，该线上面是单相区，下面是共轭两相区，e_1f_1、e_2f_2 等称为结线。当物系点从两相区转移到单相区，在通过相分界线 EOF 时，系统将从浑浊变为澄清；而称单相区移到两相区通过 EOF 线时，系统则从澄清变为浑浊。因此，根据系统澄明度的变化，可以测定出 EOF 曲线，绘出相图。例如，当物系点为 D 时，系统中只含苯和水两种组分，此时系统为浑浊的两相，用醋酸滴定，则物系点沿 DA 线变化，B 和 C 的相互溶解度增大，当物系点变化到 O 点，系统变为澄清的单相，从而确定了一个终点 O；继续加入一定量的水，系统又变为浑浊的两相，然后再用醋酸滴定，当系统出现澄清时又会得到另一个终点。如此反复，即可得到一系列滴定终点。但该方法由浑变清时终点不明显。为此本实验使用下列方法。

实验时，预先混合互溶的 A、B 溶液，其组成用 N 表示，在此透明的 A 和 B 溶液中滴入 C，则系统组成沿 NC 线移动，到 e_1 点时系统由清变浑得到一个终点，e_1 的组成可根据 A、B、C 的用量算出；然后加入一定量的醋酸（A）使溶液澄清，再用 C 滴定至浑，如此可得到一系列不同组成的终点 e_1、e_2、O、f_2、f_1 等，连接这些终点即可画出溶解度曲线。

测定结线时，在两相区配制混合液（如 d_1），达平衡时二相的组成一定，只需分析每相中一个组分的含量，在溶解度曲线上就可找出每相的组成点（如 e_1 和 f_1），其连线即为结线。

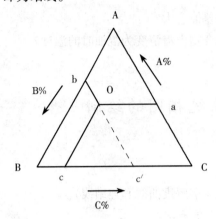

图 6-1　等边三角形表示三组分组成

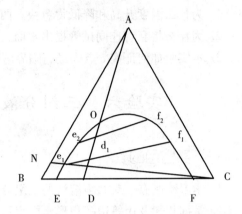

图 6-2　一对部分互溶的三组分相图

三、仪器与试剂

仪器：具带塞锥形瓶 100mL 和 25mL 各 2 个，锥形瓶（150mL）2 个，酸式和碱式滴定管（50mL）各 1 支，移液管 2mL 和 1mL 各 1 支，公共移液管 10mL 和 1mL 各 1 支。

试剂：无水苯（分析纯），冰醋酸（分析纯）或无水乙醇，0.5mol·L^{-1}标准 NaOH 溶液，酚酞指示剂。

本实验所用的冰醋酸可以用无水乙醇代替（只求溶解度曲线时）。

四、实验步骤

1. 溶解度曲线的测定

在干净的酸式滴定管内装醋酸，碱式滴定管装蒸馏水。取一只干燥而洁净的 100mL 具塞锥形瓶，用公用移液管量入 10mL 苯，用滴定管加入 4mL 醋酸，然后边振荡边慢慢滴入蒸馏水，溶液由清变浑即为终点，记下水的体积；再向此瓶加入 5mL 醋酸，系统又成均相，继续用水滴定至终点；随后依次加 8、8mL 醋酸，分别用水滴定至终点，记录各组分的用量于表 6-1。最后再加入 10mL 苯配制共轭系统 d_1，盖上塞子并每隔 5 分钟摇动一次，半小时后用此溶液测结线 e_1f_1。

另取一只干净的 100mL 具塞锥形瓶，加入 1mL 苯和 2mL 醋酸，用蒸馏水滴至终点；同法依次加入 1、1、1、1、2mL 醋酸，分别用水滴定至终点，并记录于表 6-1。

2. 结线的测定

上面所得 d_1 溶液，经半小时后，待二层液体分清，用干净的移液管吸取上层液 2mL，下层液 1mL，分别装入已经称重的两个 25mL 具塞锥形瓶中，再称其重量；然后用适量蒸馏水分别转移至两个 150mL 锥形瓶中，以酚酞为指示剂，用 0.5mol·L^{-1}标准 NaOH 溶液滴定醋酸的含量，记录于表 6-2。

五、数据记录与处理

1. 数据记录

将终点时溶液中各组分的实际体积，以及由手册查出实验温度时三种液体的密度（常温下 HAc 1.05g·mL^{-1}、C$_6$H$_6$ 0.88g·mL^{-1}、H$_2$O 1.0g·mL^{-1}），算出各组分的重量百分含量，查出苯与水的相互溶解度 E、F，记入表 6-1。而结线的测量数据则记入表 6-2。

表 6-1 三组分系统溶解度曲线的测定数据

实验室温：_____℃；大气压：_____Pa。

密度：HAc _____，C$_6$H$_6$ _____，H$_2$O = _____。

编号	醋酸 V（mL）	醋酸 m（g）	苯 V（mL）	苯 m（g）	水 V（mL）	水 m（g）	总重量（g）	重量百分含量 醋酸	苯	水
1	4.00		10.00							
2	9.00		10.00							
3	17.00		10.00							
4	25.00		10.00							
5	2.00		1.00							
6	3.00		1.00							
7	4.00		1.00							
8	5.00		1.00							
9	6.00		1.00							
10	8.00		1.00							
E										
F										
d$_1$	25.00		20.00							

表 6-2 连结线的测定数据　　　　NaOH 浓度：___ mol·L^{-1}

		液体重（g）	NaOH（mL）	含醋酸重（g）	HAc%
d$_1$	上层				
	下层				

2. 作图

（1）根据表 6-1 的 1~10 号数据，在等边三角形坐标纸上，平滑地作出溶解度曲线，并延长至 E 点和 F 点（近乎直线）。

（2）在溶解度图上作出相应的 d$_1$ 点；在溶解度曲线上，由表 6-2 将上层的醋酸含量描在含苯较多的一边，下层描在含水量较多的一边，作出 d$_1$ 的结线 e$_1$f$_1$，它应通过

d_1 点。

六、思考题

1. 滴定过程中，若某次滴水量超过终点而读数不准，是否要立刻倒掉溶液重新做实验？

2. 测定结线时，吸取下层溶液应如何插入移液管才能避免上层溶液进入沾污？

3. 如果结线 e_1f_1 不通过物系点 d_1，其原因可能有哪些？

实验七　液体饱和蒸气压的测定

一、实验目的

1. 掌握用静态法测定液体（乙醇或水）不同温度下的蒸气压的实验原理。

2. 熟悉液体饱和蒸气压的定义及气液两相平衡的概念。了解纯液体饱和蒸气压与温度的关系：克拉贝龙－克劳修斯方程式。

3. 学会图解法求摩尔汽化热和正常沸点。

二、实验原理

液体的饱和蒸气压是指在一定温度下，气液两相平衡时蒸气的压力。处于一定温度下的纯液体，其中动能较大的分子，要不断地从液体表面逸出变成蒸气，此过程称为蒸发；与此同时，也会有蒸气分子回到液体中，此过程称为凝聚。当蒸发与凝聚的速率相等时，就达到了动态平衡，此时的蒸气压力就是该温度下液体的饱和蒸气压。

液体的蒸气压是随温度而改变的，当温度升高时，有较多的高动能分子从液面逸出，因而蒸气压增大；反之，温度降低时蒸气压减小。当蒸气压与外界压力相等时，液体便沸腾，若外压为 101325Pa 时，此时的温度称正常沸点，而液体在其他各种压力下的沸腾温度称为沸点。单位物质的量的液体蒸发过程的焓变，即为该液体的摩尔汽化焓 $\Delta_v H_m$。

液体的饱和蒸气压与温度的关系可用克拉贝龙－克劳修斯方程式表示

$$\frac{\mathrm{dln}p}{\mathrm{d}T} = \frac{\Delta_v H_m}{RT^2} \qquad (7-1)$$

式中：p 表示液体在温度 T 时的饱和蒸气压；R 表示气体常数；$\Delta_v H_m$ 表示在温度为 T 时纯液体的摩尔汽化热。

若在实验温度范围内，把 $\Delta_v H_m$ 视为常数。积分上式可得：

$$\mathrm{ln}p = -\frac{\Delta_v H_m}{RT} + B \qquad (7-2)$$

或

$$\lg p = -\frac{\Delta_v H_m}{2.303R} \cdot \frac{1}{T} + B \qquad (7-3)$$

B 是积分常数，其数值与压力单位有关。在测得其液体不同温度下的饱和蒸气压之后，以 $\ln p - \dfrac{1}{T}$ 作图可得一条直线，其斜率为负值，即：

$$m = -\frac{\Delta_v H_m}{R} \qquad\qquad (7-4)$$

因此 $\Delta_v H_m = -Rm$。这样就可以由图解法求得斜率 m。然后算出摩尔汽化热 $\Delta_v H_m$。

测定液体饱和蒸气压的常用方法有动态法和静态法两种，本实验采用后者。即在一定的温度下，直接测定系统的压力，测定时要求系统内无杂质气体。为此用一个球管与一个 U 型管相连，构成了实验测定的装置，其外形如图 7-1 所示。

球 a 中盛有被测液体，故 a 称之为样品池，U 形管 bc 部分以被测液体作为封闭液，这一部分称为等压计。测定时先将 a 与 b 之间的空气抽净，然后从 c 的上方缓慢放入空气，使等压计 b、c 两端的液面平齐，且不再发生变化时，则 ab 之间的蒸气压即为此温度下被测液体的饱和蒸气压，因为此饱和蒸气压与 c 上方的压力相等，而 c 上方的压力可由压力计直接读出。温度则由恒温槽内的温度计直接读出，这样可得到一个温度下的饱和蒸气压数据。当升高温度时，

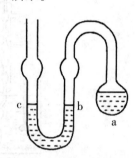

图 7-1　等压计示意图

因饱和蒸气压增大，故等压计内 b 液面逐渐下降，c 液面逐渐上升。同样从 c 的上方再缓慢放入空气，以保持 bc 两液面的平齐，当恒温槽达到设定的温度且在 bc 两液面平齐时，即可读出该温度下的饱和蒸气压。用同样的方法可测定其他温度下的饱和蒸气压。

三、仪器与试剂

仪器：饱和蒸气压测定组合装置（饱和蒸气压计、缓冲瓶、冷阱及管路连接盒）1 套，真空泵 1 台，玻璃恒温水浴 1 套，洗耳球 1 个，移液管 1 支，精密数字压力计（低真空压力计）1 台，大烧杯 1 个，精密数字压力计（绝压气压计）。

试剂：无水乙醇（分析纯）。

四、实验步骤

1. 实验测量装置如图 7-2 所示。向冷阱的杜瓦瓶内加入冰水。取下磨口活塞，用滴管向等压计内加入无水乙醇，再用洗耳球挤压进样品池内，使其中的无水乙醇约为样品池的五分之四即可，盖好磨口活塞。

2. 接通等压计上部的冷凝水，将恒温槽的水温调节到 20℃，打开低压真空压力计 6 的开关，由精密数字压力计（绝压气压计）读取当天的大气压（使用"福丁式气压计"也可）。

3. 将真空泵接到活塞 8 上，关闭二通活塞 10，打开活塞 9（在整个实验过程中活塞 9 始终处于打开状态，无需再动）。启动真空泵，打开活塞 8 使系统中的空气被抽出，

同时将看到低压真空压力计 6 的读数发生变化。当等压计内的乙醇沸腾 3 ~ 5 分钟后，关闭活塞 8 和真空泵，旋转二通活塞 10 使空气缓慢进入系统中，当等压计 U 型管两臂液面平齐时关闭活塞 10。若等压计液柱再变化，再旋转二通活塞 10 使液面平齐，待液柱不再变化时，记下恒温槽温度和低压真空压力计 6 读数。若液柱始终变化，说明空气未被抽干净，应重新抽气。

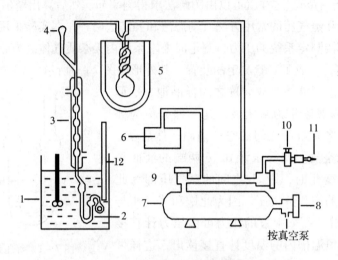

图 7 - 2   测定饱和蒸气压试验装置示意图

1. 恒温槽 2. 等压计 3. 冷凝管 4. 加料口 5. 冷阱 6. 压力计
7. 缓冲瓶 8、9、10. 二通活塞 11. 毛细管 12. 温度计

4. 由上面的操作，得到 20℃时乙醇的饱和蒸气压。在该温度下，重复操作步骤 3，再进行一次测定，若两次测定的结果相差小于 0.27kPa（即 2mmHg），即可进行下一步测定。注意：在第二次测定时，等压计内的乙醇可能被抽干，可以在抽气结束后，松开夹在冷凝管上的夹子，轻轻摇晃等压计，使样品池内的乙醇进入等压计内，以保持等压计内有足够量的乙醇。

5. 调节恒温槽使水温升高 4℃，在温度升高过程中，等压计内的液柱将发生变化，应经常旋转二通活塞 10，缓慢放入空气，使等压计的液面始终保持平齐。当温度达到 24℃时，在液面平齐且不再发生变化的情况下，记下此时的温度和压力计 6 的读数。

6. 重复操作步骤 5，测定 28℃、32℃、36℃的饱和蒸气压。

7. 实验结束后，打开二通活塞 10，使系统内外压力一致，将冷阱内的乙醇倒掉。

五、数据记录与处理

1. 将上述的实验数据记录于下表中：

记录当日的大气压力：

表 7 - 1 　液体饱和蒸气压的实验数据

温度/℃	温度 T/K	$1/T/K^{-1}$	压力计读数 p'/kPa	液体的饱和蒸气压 p/kPa	$\ln p$

2. 作 $\ln p - \dfrac{1}{T}$ 图，求直线斜率 m。

3. 由图中直线的斜率计算乙醇（或环己烷）在实验温度范围内的摩尔汽化热和正常沸点。

六、注意事项

1. 使恒温槽在恒温时具有较高的灵敏度。

2. 减压系统不能漏气，否则抽气时达不到本实验要求的真空度。

3. 实验过程中，必须充分排除净 ab 弯管空间中全部空气，使 b 管液面上方只含液体的蒸气分子。平衡管必须放置于恒温水浴中的水面以下，否则其温度与水浴温度不同。

4. 测定中，打开进空气活塞时，切不可太快，以免空气倒灌入 ab 弯管的空间中。如果发生倒灌，则必须重新排除空气。

5. 最初将样品加入样品池后，残留在等压计 U 型管内的乙醇要适量，以 U 型管体积的三分之二左右为宜。过多时会影响抽气，过少时乙醇很快被抽尽。另外，抽气速率要适中，避免抽气速率过快，等压计液体沸腾剧烈，乙醇很快被抽尽。

七、讨论

通过测定饱和蒸气压来计算摩尔汽化焓，所依据的理论是克劳修斯－克拉贝龙方程，它是热力学的一个重要内容之一。从表面上看，液体的蒸气压和摩尔汽化焓是两回事，但热力学却能把两者的内在联系揭示出来，从而使人们解决实际问题的能力大大提高。本实验提供了一种从蒸气压求算汽化焓简便易行的方法。通过本实验可使学生加深对蒸发、冷凝和沸腾等概念的理解，懂得为什么在海拔高的山上煮鸡蛋不易熟，家用高压锅煮食物快，以及减压蒸馏的原理等等。不仅可以学会定性的分析，而且还可以学会定量的计算。

从实验技术上讲，蒸气压的测定属于压力测定技术的范畴。本实验所介绍的静态法精确度较高，适合于低蒸气压物质的测定，即使蒸气压只有 1333Pa（10mmHg）左右也能测准。通过对本实验原理的分析和实验现象的观察，可以发现许多有趣的问题，值得同学们讨论和思考。例如，在抽气过程中，等压计内的乙醇剧烈的沸腾，样品池内的乙醇是否也处于沸腾状态？若仔细观察的话会发现，如果本实验的空气未被抽净，则测得的蒸气压数据以及由此计算的正常沸点是偏高还是偏低？学生在操作过程中十分注意等压计两液面的平齐，以为少许的不平齐将产生实验误差，其实两液面少许的高度差对实验结果的影响是可以忽略的，因为乙醇的密度仅是水银密度的6%，1cm的乙醇液柱高度差已足够大了，但折算成水银柱高度还不到0.1mmHg。

八、思考题

1. 写出对实验结果和实验现象的分析、归纳和解释，以及通过实验所获得的心得体会等。

2. 在本实验中，如果空气未被抽净，所测定的蒸气压与标准值相比，是偏大还是偏小？

3. 能否在加热的情况下检查是否漏气？

4. 如何判断装置是否漏气？如何判断空气是否被抽净？

5. 本实验所测定的蒸气压结果的精确度由哪些因素决定？

6. 在停止抽气时，为什么不能拔电源插头？

实验八　化学平衡常数及分配系数的测定

一、实验目的

测定反应 $KI + I_2 \rightleftharpoons KI_3$ 的平衡常数及碘在四氯化碳和水中的分配系数。

二、实验原理

在定温、定压下，碘和碘化钾在水溶液中建立如下的平衡：

$$KI + I_2 \rightleftharpoons KI_3$$

为了测定平衡常数，应在不扰动平衡状态的条件下测定平衡组成。在本实验中，当上述平衡达到时，若用 $Na_2S_2O_3$ 标准溶液来滴定溶液中的 I_2 的浓度，则因 I_2 的消耗，平衡将向左移动，使 KI_3 继续分解，因而最终只能测定溶液中 I_2 和 KI_3 的总量。为了解决这个问题，可在上述溶液中加入四氯化碳，然后充分摇混（KI 和 KI_3 不溶与四氯化碳），当温度和压力一定时，上述平衡及 I_2 在四氯化碳层和水层的分配平衡同时建立，如图（8-1）所示。测得四氯化碳层中 I_2 的浓度，即可根据分配系数求得水层中 I_2 的浓度。其反应式为：

$$2S_2O_3^{2-} + I_2 = S_4O_6^{2-} + 2I^-$$

设水层中 $KI_3 + I_2$ 的总浓度为 b，KI 的初使浓度为 c；四氯化碳层 I_2 的浓度为 a'；I_2

在水层及四氯化碳的分配系数为 K，实验测得分配系数 K 及四氯化碳层中 I_2 的浓度 a' 后，则根据 $K = a'/a$，即可求得水层中 I_2 的浓度 a。再从已知 c 及测得的 b，即可计算出平衡常数。

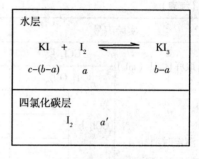

图 8-1　I_2 在四氯化碳层和水层的分配

$$K_c = \frac{[KI_3]}{[I_2][KI]} = \frac{(b-a)}{a[c-(b-a)]}$$

三、仪器与试剂

仪器：恒温槽一套，250mL 碘量瓶 3 个，50mL 移液管（或滴定管）2 支，2mL 移液管 1 支，5mL 移液管 1 支，10mL 移液管 1 支，250mL 锥形瓶 4 个，碱式滴定管 1 支，100mL 量筒 1 个。

试剂：$0.01\text{mol} \cdot \text{L}^{-1}\,Na_2S_2O_3$ 标准溶液，$0.1\text{mol} \cdot \text{L}^{-1}\,KI$ 溶液，分析纯四氯化碳，碘的四氯化碳饱和溶液，0.1% 淀粉溶液。

四、实验步骤

1. 按数据记录表列的数据，将溶液配于碘量瓶中。

2. 将配好的溶液置于 30℃ 的恒温槽内，每隔 5 分钟取出振动一次，约 1 个小时后，按表列数据取样进行分析。

3. 按表格要求取水层样加入到锥形瓶中，加水使总体积约 25mL，用 $Na_2S_2O_3$ 滴至淡黄色，再加 6 滴淀粉溶液作指示剂，然后仔细滴至蓝色恰好消失。

4. 取 CCl_4 层样时，用食指堵住移液管上口插入下层，用洗耳球稍鼓泡排出可能存在的水层液，取出 CCl_4 层样后放入已有约 25mL 蒸馏水的锥形瓶中，加 6 滴淀粉溶液，用 $Na_2S_2O_3$ 滴定的过程中必须充分振荡，以使四氯化碳层中的 I_2 进入水层（为增快 I_2 进入水层，可加入少量 KI 溶液）。细心地滴至水层蓝色消失，四氯化碳层不再现红色。

5. 滴定后和未用完的四氯化碳层，皆应倾入回收瓶中。

五、数据记录

室温：＿＿＿＿＿＿＿＿＿＿气压：＿＿＿＿＿＿＿＿＿＿＿＿

KI 浓度：＿＿＿＿＿＿＿＿＿＿$Na_2S_2O_3$ 浓度：＿＿＿＿＿＿＿＿＿

	实验编号	1	2	3
混合液组成（mL）	H_2O	200	50	0
	碘的 CCl_4 饱和溶液	25	25	25
	KI 溶液	0	50	100

（续表）

实验编号		1	2	3
分析取样体积（mL）	CCl₄ 层	2	2	2
	H₂O 层	50	10	10
滴定时消耗 Na₂S₂O₃ 溶液 的体积（mL）	CCl₄ 层　　1			
	2			
	平均			
	H₂O 层　　1			
	2			
	平均			
分配系数和平衡常数		$K =$	$K_{c1} =$	$K_{c2} =$
			平均值 $K_c =$	

六、数据记录与处理

1. 计算 1 瓶中碘在四氯化碳层和水层中的分配系数。
2. 计算 2 瓶、3 瓶反应的平衡常数 K_{c1}、K_{c2}。

七、思考题

1. 测定平衡常数及分配系数为什么要求恒温？
2. 配制 1、2、3 瓶溶液时，哪些试剂需要准确计量其体积，为什么？
3. 配第 1、2、3 瓶溶液进行实验的目的何在？根据本实验的结果能否判断反应已达平衡？
4. 如何加速平衡的到达？测定四氯化碳中碘的浓度时，应注意些什么？

实验九　分配系数的测定

一、实验目的

1. 测定苯甲酸在苯和水中的分配系数，以及苯甲酸在水和苯中的分子形态。
2. 掌握分液漏斗、滴定管等的使用方法。

二、实验原理

分配定律指出，在定温定压下，当一种溶质溶解在两种互不相溶的溶剂中时，在两相中既不发生解离，也不发生缔合，则该溶质在两相中的浓度比值为一常数

$$K = \frac{c_A}{c_B}$$

式中：c_A 为溶质在溶剂 A 中的浓度，c_B 为溶质在溶剂 B 中的浓度，K 为溶质在两相中的分配系数。严格说来，该溶质在两相中的活度比才是常数，因此，上式只适用于稀溶液。

若该溶质在溶剂 A 中不电离也不缔合，而在 B 中缔合成双分子，则分配系数应为：

$$K = \frac{c_A}{\sqrt{c_B}}$$

由上面两个式子即可以确定苯甲酸在苯和水中的分子形态。

三、仪器与试剂

仪器：125mL 分液漏斗 3 个，150mL 锥形瓶 3 个，25mL 移液管 2 支，5mL 移液管、2mL 移液管各 1 支，25mL 碱式滴定管 1 支。

试剂：苯甲酸（化学纯），苯（化学纯），$0.05\text{mol} \cdot \text{L}^{-1}$ NaOH 标准溶液，酚酞指示剂。

四、实验步骤

1. 取 3 个干洁的 125mL 分液漏斗，标好号码，分别放入 0.8、1.2、1.6g 苯甲酸，并用移液管分别向 3 个分液漏斗中注入 25mL 苯和 25mL 蒸馏水（不含 CO_2）。塞紧分液漏斗，在室温下半小时内多次振摇（振摇时动作不宜太激烈，以防乳化，且两手不要触及漏斗的盛液部分）。随后静置约半小时使其分层（下层为水层）。

2. 用移液管从 1 号分液漏斗中吸取下层液 5mL 于 150mL 锥形瓶中（为了防止上层液进入，应先用食指按住移液管上端管口，把管尖迅速插入下层液中，然后松开食指，小心吸取下层液，或使移液管尖端鼓泡通过上层液进入下层液中；或将下层液倒入小烧杯同时平行取二份），再加入约 25mL 蒸馏水（不含 CO_2）和 1 滴酚酞指示剂，用 NaOH 标准溶液滴定至终点。重复测定一次，两次结果之差不得超过 0.05mL。

3. 用移液管吸取上层液 2mL 于另一只 150mL 锥形瓶中，同第二步骤进行滴定。

4. 同上述方法依次测定第 2、3 号分液漏斗中水层和苯层中苯甲酸的浓度。

五、数据记录与处理

1. 将实验数据及计算的苯甲酸在水层和苯层中的浓度 c_W、c_B 等，记入表 9 − 1。

表 9 − 1   分配系数的测定实验数据

实验温度：＿＿＿＿＿＿＿＿℃，NaOH 浓度：＿＿＿＿＿＿＿＿ $\text{mol} \cdot \text{L}^{-1}$

瓶号	下层用 NaOH（mL）			上层用 NaOH（mL）			c_W	c_B	$\dfrac{c_W}{c_B}$	$\dfrac{c_W}{\sqrt{c_B}}$	$\dfrac{\sqrt{c_W}}{c_B}$
	(1)	(2)	平均	(1)	(2)	平均					
1											
2											
3											

2. 求出分配系数的平均值，确定苯甲酸在苯和水中的缔合情况。

六、思考题

1. 测定分配系数是否要求恒温？实验中如何实现？
2. 为什么摇动分液漏斗时，不要用手接触分液漏斗的盛液部分？
3. 是否需要准确称取苯甲酸？为什么？

实验十　电导法测定难溶药物的溶解度

一、实验目的

1. 测定硫酸钡和氯化银的溶解度。
2. 掌握测定溶液电导的实验方法。
3. 巩固溶液电导的基本概念。

二、实验原理

难溶药物如硫酸钡、氯化银及中药矿石类药物的溶解度很小，要直接测量溶解度用一般的化学滴定方法比较困难，而药物溶解度的大小是衡量优劣的重要标准之一。

根据摩尔电导率的定义，电导率与摩尔电导率之间有如下关系：

$$\Lambda_m = \frac{\kappa}{c} \qquad (10-1)$$

式中 Λ_m 为摩尔电导率，κ 为电导率，c 为电解质溶液的浓度，对于难溶药物来说即为溶解度，既然是难溶物质，溶解度一定很小，即使是饱和溶液，离子的浓度也仍然很低，这时可近似看作无限稀释溶液。根据科尔劳施离子独立运动定律，该溶液的摩尔电导率可用无限稀释的离子摩尔电导率通过简单加和求得：$\Lambda_m^\infty = \Lambda_+^\infty + \Lambda_-^\infty$，因此（10-1）式可以写为：

$$\Lambda_m^\infty = \frac{\kappa}{c} \qquad (10-2)$$

常温下，一些离子无限稀释的摩尔电导率如下：

$\Lambda_m^\infty(Ag^+) = 61.92 \times 10^{-4} S \cdot m^2 \cdot mol^{-1}$

$\Lambda_m^\infty(Cl^-) = 76.34 \times 10^{-4} S \cdot m^2 \cdot mol^{-1}$

$\Lambda_m^\infty(\frac{1}{2}Ba^{2+}) = 63.64 \times 10^{-4} S \cdot m^2 \cdot mol^{-1}$

$\Lambda_m^\infty(\frac{1}{2}SO_4^{2-}) = 76.34 \times 10^{-4} S \cdot m^2 \cdot mol^{-1}$

求得 Λ_m^∞，再通过试验测得该溶液的电导率，就能算出该难溶液药物溶解度，但必须注意，试验测得的是电解质和水的总电导率，所以在运算中要从总电导率减去纯水的电导率。

三、仪器与试剂

仪器：DOS－11A型（或DDS－307型）电导率仪1台，恒温水箱1台，容量瓶（100mL）4个，移液管（15mL）2支，烧杯（20mL）2个，洗瓶1个。

试剂：$AgCl$（分析纯），$BaSO_4$（分析纯），蒸馏水。

四、实验步骤

1. 接通电导率仪电源预热10分钟并调整。（详见实验技术及仪器设备一节）

2. 选择合适的电导电极，将仪器上的电导池常数调到与所用电极上所标的常数一致。

3. 用蒸馏水配置$AgCl$和$BaSO_4$的饱和溶液置于25℃±1℃的恒温水箱中恒温30分钟。

4. 分别快速量取15mL饱和溶液置于20mL烧杯中，插入电导电极测定电导率，注意电极应完全浸入溶液中。

5. 将蒸馏水置于容量瓶并放入恒温水浴中30分钟后取出，迅速测定其电导率。

6. 每测定一次，电极均要用蒸馏水洗干净。

7. 测定中注意电导电极的引线不能潮湿，并适当控制好测定温度，试验结束后，关好电源，充分洗涤电极。

不同型号电导率仪的使用见第三章第四节。

五、数据记录与处理

将所测得的$AgCl$和$BaSO_4$溶液及蒸馏水的电导率列出，经过数据处理求得$AgCl$和$BaSO_4$的溶解度。

六、思考题

不是难溶盐是否可以利用这个方法求其溶解度？

实验十一 电导法测定弱电解质的解离平衡常数

一、实验目的

1. 掌握用电导法测定醋酸的解离常数。
2. 熟悉电导率仪的使用。

二、实验原理

醋酸在水中解离：

$$HAc \Longrightarrow H^+ + Ac^-$$
$$c(1-\alpha) \quad c\alpha \quad c\alpha$$

式中：c 为醋酸浓度，α 为解离度。那么其平衡常数 K_c 为

$$K_c = \frac{c_{H^+} \cdot c_{Ac^-}}{c_{HAc}} = \frac{c\alpha \cdot c\alpha}{c(1-\alpha)} = \frac{c\alpha^2}{(1-\alpha)} \tag{11-1}$$

电解质溶液的解离度 α 应等于溶液的浓度为 c 时的摩尔电导率 Λ_m 和溶液在无限稀释时的摩尔电导率 Λ_m^∞ 之比，即：

$$\alpha = \frac{\Lambda_m}{\Lambda_m^\infty} \tag{11-2}$$

将式（11-2）代入式（11-1），得

$$K_c = \frac{c \cdot \Lambda_m^2}{\Lambda_m^\infty (\Lambda_m^\infty - \Lambda_m)} \tag{11-3}$$

在一定的温度下 K_c 为一常数，可以通过测定不同浓度下的解离度，由（11-3）式求得。醋酸的解离度可用电导法测定。电导的物理意义是：当导体两端的电位差为 1V 时所通过的电流强度，即电导 $= \frac{电流强度}{电位差}$，因此电导是电阻的倒数。当电极面积为 $1m^2$，两电极间的距离为 $1m$ 时的电导称为电导率。电解质溶液的电导率不仅与温度有关，而且还与溶液的浓度有关，因此通常用摩尔电导率这个量来衡量电解质溶液的导电能力。摩尔电导率的定义为：相距 $1m$ 的两个平行电极之间，含有 $1mol$ 电解质溶液所测得的电导率为摩尔电导率。对于弱电解质，其电导除与电解质的量有关外，还与电解质的解离度有关。根据电离理论，弱电解质的电离度 α 随溶液的稀释而增加。当溶液无限稀释时则弱电解质全部解离，即 $\alpha \to 1$。电导法是以测量待测溶液的电导率为基础的方法。在一定温度下溶液的摩尔电导率与离子的真实浓度成正比，因此也与电离度成正比，所以弱电解质的电离度 α 等于溶液在浓度为 c 时的摩尔电导率 Λ_m 和溶液在无限稀释时的摩尔电导率 Λ_m^∞ 之比。

式（11-3）中 Λ_m^∞ 可根据柯尔劳施离子独立运动定律，由离子的无限稀释摩尔电导率计算得到，如 25℃时：

$$\begin{aligned}\Lambda_m^\infty(HAc) &= \Lambda_m^\infty(H^+) + \Lambda_m^\infty(Ac^-)\\&= (349.8+40.9)\times10^{-4}\\&= 390.7\times10^{-4}\ (S\cdot m^2\cdot mol^{-1})\end{aligned}$$

而 Λ_m 可由下式求出

$$\Lambda_m = \frac{\kappa}{c} \tag{11-4}$$

式中 c 为溶液的浓度（单位为 $mol\cdot m^{-3}$），κ 为该浓度时电解质溶液的电导率（$S\cdot m^{-1}$），Λ_m 单位为（$S\cdot m^2\cdot mol^{-1}$）。

只要测得溶液的电导率 κ，就可以求得 Λ_m 和 K_c。

将电解质溶液放入两平行电极之间，若两电极的面积均为 A，距离为 l，这时中间溶液的电导

$$L = \kappa\frac{A}{l} = \frac{\kappa}{K} \tag{11-5}$$

$K = \dfrac{l}{A}$，对于一定的电导池为一常数，称电导池常数（m^{-1}）。

三、仪器与试剂

仪器：电导率仪 1 台，恒温水浴 1 套，100mL 容量瓶 1 个，50mL 容量瓶 4 个，25mL 移液管 2 支，100mL 烧杯 3 个。

试剂：0.01mol·L^{-1}KCl 溶液，0.1mol·L^{-1}HAc 溶液。

四、实验步骤

1. 调节恒温水浴温度为 25℃±0.01℃。

2. 在容量瓶中配制浓度为 0.1mol·L^{-1}醋酸溶液浓度的 $\dfrac{1}{4}$、$\dfrac{1}{8}$、$\dfrac{1}{16}$、$\dfrac{1}{32}$ 溶液各 50mL，并置于水浴中恒温。

3. 调好电导率仪。

4. 用重蒸馏水充分洗涤电导池和电极，并用少量 0.01mol·L^{-1}KCl 溶液洗几次，将已恒温约 10 分钟后的 0.01mol·L^{-1}KCl 标准溶液注入电导池，使液面超过电极铂黑 1~2cm，测量电极常数。

5. 将电导池的 KCl 溶液倒掉，用重蒸馏水洗净，再用少量待测的醋酸溶液洗 3 次，从稀到浓，顺序测量已恒温 10 分钟后 5 个 HAc 样品的电导率，每个样品测 3 次，取平均值。

6. 测定醋酸溶液后，用蒸馏水洗净电导池，重测电导池常数，看有无变化。

7. 关闭仪器，切断电源，洗净仪器，将电极浸入蒸馏水放置好。

五、数据记录与处理

将实验所测数据记录并进行处理，结果填入下表。

表 11-1 电导法测定 HAc 的电导率和 K_c

实验温度：_____℃，电极常数：_____ m^{-1}

醋酸浓度（M）	电导率 κ（S·m^{-1}）	摩尔电导率（S·m^2·mol^{-1}）	电离度 α	解离常数 K_c	平均 K_c

六、注意事项

1. HAc 溶液浓度一定要配制准确。

2. 使用铂电极不能碰撞，不要直接冲洗铂黑，不用时应浸在蒸馏水中。

3. 盛被测液的容器必须清洁，无其他电解质沾污。

七、思考题

水的纯度对测定有何影响？

实验十二　蔗糖转化速度常数的测定

一、实验目的

1. 测定蔗糖的转化速度常数和半衰期。

2. 了解反应物浓度与旋光度之间的关系。

3. 了解旋光仪的基本原理，掌握旋光仪的正确操作技术。

二、实验原理

蔗糖转化反应

$$C_{12}H_{22}O_{11} + H_2O \xrightarrow{H^+} C_6H_{12}O_6 + C_6H_{12}O_6$$
（蔗糖）　　　　　　（葡萄糖）　（果糖）

是一个二级反应。在纯水中，此反应速度极慢，通常需要在 H^+ 离子的催化作用下进行。由于反应时水是大量存在的，尽管有部分水参加反应，可以近似认为整个反应过程中的水浓度是恒定的；而且 H^+ 离子是催化剂，其浓度也近似保持不变，因此蔗糖转化反应可看作为一级反应。一级反应的速度方程可由下式表示：

$$\frac{-\mathrm{d}c_A}{\mathrm{d}t} = kc_A \tag{12-1}$$

式中，k 为反应速度常数，c_A 为时间 t 时的反应物浓度。（12-1）式积分得

$$\ln c_A = -kt + \ln c_A^0 \tag{12-2}$$

c_A^0 为反应开始时蔗糖的浓度。

当 $c_A = 1/2 c_A^0$ 时，t 可用 $t_{1/2}$ 表示，即为反应的半衰期：

$$t_{1/2} = \frac{\ln 2}{k} = \frac{0.693}{k} \tag{12-3}$$

蔗糖及其转化产物都含有不对称的碳原子，它们都具有旋光性，但是它们的旋光能力不同，故可以利用系统在反应过程中旋光度的变化来度量反应的进程。

测量物质旋光度的仪器称为旋光仪。溶液的旋光度与溶液中所含旋光物质的旋光能力、溶剂性质、溶液的浓度、样品管长度、光源波长及温度等均有关系。当其他条件均固定时，旋光度 α 与反应物浓度 c 呈线性关系，即

$$\alpha = Kc \tag{12-4}$$

式中比例常数 K 与物质之旋光能力、溶质性质、样品管长度、温度等有关。物质的

旋光能力用比旋光度来度量，比旋光度可用下式表示：

$$[\alpha]_D^{20} = \frac{a \times 100}{lc} \qquad (12-5)$$

式中：20 为实验时温度 20℃；D 是指所用钠光灯光源 D 线波长 589nm；α 为测得的旋光度；l 为样品管的长度（dm）；c 为浓度（g/100mL）。

作为反应物的蔗糖是右旋性物质，其比旋光度 $[\alpha]_D^{20} = 66.6°$；生成物中葡萄糖也是右旋性的物质，其比旋光度 $[\alpha]_D^{20} = 52.5°$，但果糖是左旋性物质，其比旋光度 $[\alpha]_D^{20} = -91.9°$。由于生成物中果糖的左旋性比葡萄糖右旋性大，所以生成物呈现左旋性质，因此，随反应的进行，系统的右旋角不断减小，反应至某一瞬间，系统的旋光度恰好等于零，而后就变成左旋，直至蔗糖完全转化，这时左旋角达到最大值 α_∞。

设最初系统的旋光度为

$$\alpha_0 = K_反 c_A^0 \qquad (t=0 \quad 蔗糖尚未转化) \qquad (12-6)$$

最终系统的旋光度为

$$\alpha_\infty = K_生 c_A^0 \qquad (t=\infty \quad 蔗糖已完全转化) \qquad (12-7)$$

式（12-6）、（12-7）中的 $K_反$、$K_生$ 分别为反应物与生成物的比例常数。当时间为 t 时，蔗糖的浓度为 c_A，此时旋光度 α_t 为

$$\alpha_t = K_反 c_A + K_生 (c_A^0 - c_A) \qquad (12-8)$$

由（12-6）、（12-7）、（12-8）三式联立可解得：

$$c_A^0 = \frac{\alpha_0 - \alpha_\infty}{K_反 - K_生} = K'(\alpha_0 - \alpha_\infty) \qquad (12-9)$$

$$c_A = \frac{\alpha_t - \alpha_\infty}{K_反 - K_生} = K'(\alpha_t - \alpha_\infty) \qquad (12-10)$$

（12-9）、（12-10）两式代入（12-2）式可得到：

$$\ln(\alpha_t - \alpha_\infty) = -kt + \ln(\alpha_0 - \alpha_\infty) \qquad (12-11)$$

由（12-11）式可以看出，若以 $\ln(\alpha_t - \alpha_\infty)$ 对 t 作图为一直线，从直线的斜率可求得反应速度常数 k。

三、仪器与试剂

仪器：旋光仪 1 台（WXG-4 型或 WZZ-2 型），超级恒温水浴 1 套（如需恒温），150mL 锥形瓶 1 只，50mL 量筒 1 支。

试剂：蔗糖（分析纯），2mol·L^{-1} HCl 溶液（若室温在 15℃ 以下用 4mol·L^{-1} HCl）。

四、实验步骤

1. 用蒸馏水校正仪器的零点（仪器操作见第三章第三节）

打开光源，调整目镜聚焦，使视野清楚。蒸馏水为非旋光物质，可用以校正仪器的

零点（即 $\alpha = 0$ 时仪器对应的刻度）。校正时，先洗净样品管，将管的一端加上盖子，并向管内灌满蒸馏水使液体形成一凸出液面，然后在管的另一端盖上玻璃片，再旋上套盖，勿使漏水，有空气泡时应排在样品管凸肚处，用滤纸将样品管擦干，再用擦镜纸将样品管两端的玻璃片擦净，然后将它放入旋光仪内，旋转检偏镜至观察到三分视野暗度相等为止。记下检偏镜之旋光角 α，重复测量数次取平均值，即为仪器零点。若使用 WZZ－2 自动旋光仪，只需将装好蒸馏水的旋光管放入旋光仪内，按动校正旋钮，仪器自动示零即可。

2. 蔗糖转化反应及反应过程旋光度的测定

将恒温槽和旋光仪外面的恒温套箱调节到所需的反应温度。称取 6g 蔗糖于 150mL 锥形瓶中，加水 30mL。用量筒量取 2mol·L^{-1}HCl 溶液 30mL，将此盐酸溶液迅速倾入蔗糖溶液中（倒入约一半时计时），摇匀后迅速用少量反应液荡洗样品管两次（每次荡洗量不超过 5mL），再装满样品管（总共约用去一半溶液），盖好盖子并擦净，立即放入旋光仪，测量各时间的旋光度。第一个数据要求离反应时间 1~2 分钟（仅作参考），测量时将三分视野调节暗度相等后，先记录时间，再读取旋光度。

反应开始的 30 分钟内每 5 分钟测量一次，以后间隔 10 分钟测量一次，连续测量 1 小时。

3. α_∞ 的测量

与 2 项操作同时，将上述剩余混合液加盖一小烧杯（避免溶剂蒸发），置于 50℃~60℃ 的水浴内加热 50 分钟，使其快速反应，然后冷却至实验温度，测其旋光度即为 α_∞ 值。注意水浴温度不可过高，否则将产生副反应，颜色变黄，以免造成 α_∞ 值的偏差。

实验结束后，必须洗净样品管，同时做好旋光仪的保洁。

五、数据记录与处理

1. 将时间 t、旋光度 α_t 列表，并计算出相应的 $(\alpha_t - \alpha_\infty)$ 和 $\ln(\alpha_t - \alpha_\infty)$ 的数值，填入表 12－1 中。

表 12－1　蔗糖转化反应的实验数据

实验温度：_____　α_∞：_____

反应时间/分	0	5	10	15	20	25	30	40	50	60	∞
α_t											
$\alpha_t - \alpha_\infty$											
$\ln(\alpha_t - \alpha_\infty)$											

2. 以 $\ln(\alpha_t - \alpha_\infty)$ 对 t 作图，由直线斜率求出反应速度常数 k，并由 （12－3）式计算反应的半衰期 $t_{1/2}$。

六、思考题

1. 实验中，用蒸馏水来校正旋光仪零点，问蔗糖水解过程所测的旋光度是否需要零点校正？为什么？

2. 蔗糖溶液为什么可以粗略配制？

3. 在混合蔗糖溶液和盐酸溶液时，是将盐酸溶液加到蔗糖溶液里去，可否把蔗糖加到盐酸溶液中去？为什么？

4. 冬天为什么用较浓的盐酸溶液，温度高时用较稀的盐酸溶液？

实验十三　乙酸乙酯皂化反应速率常数的测定

一、实验目的

1. 了解二级反应的特点，学会测定乙酸乙酯皂化反应的速率常数和活化能。

2. 熟悉电导率仪的使用，了解一种测定化学反应速率常数的物理方法——电导法。

二、实验原理

乙酸乙酯的皂化反应是典型的二级反应，其反应式为：

$$CH_3COOC_2H_5 + Na^+ + OH^- \Longrightarrow CH_3COO^- + Na^+ + C_2H_5OH$$

其反应速率方程为：

$$\frac{dx}{dt} = k(a-x)(b-x) \tag{13-1}$$

式中，k 为反应的速率常数，a、b 分别表示两反应物的起始浓度，x 为在时间 t 时产物的浓度。当 $a = b$ 时，积分上式得：

$$k = \frac{1}{t} \cdot \frac{x}{a(a-x)} \tag{13-2}$$

由实验测得某温度下不同 t 时的 x 值，用 $x/(a-x)$ 对 t 作图，若为一直线，则证明是二级反应，并可以从直线的斜率求出 k 值。

测定不同 t 时的 x 值，可用化学分析法（如分析反应液中 OH^- 的浓度），但比较困难；本实验用物理法即电导法测定。因为实验中，乙酸乙酯和乙醇的电导率极小，它们的浓度变化对溶液电导率的影响可忽略；反应中 Na^+ 的浓度始终不变，对溶液的电导有固定的贡献；只有电导率大的 OH^- 逐渐被电导率较小的 Ac^- 所取代，因而溶液的电导率随反应的进行逐渐降低，最后趋于定值。

在稀溶液中，电导率与其浓度成正比，假设 OH^- 和 Ac^- 的电导率与浓度的比例系数分别为 A_1 和 A_2，反应开始、某时刻 t 和终了时溶液的电导率分别为 κ_0、κ_t 和 κ_∞，则

$$\kappa_0 = A_1 a \qquad \kappa_\infty = A_2 a \qquad \kappa_t = A_1(a-x) + A_2 x$$

解上述三式得

$$x = \left(\frac{\kappa_0 - \kappa_t}{\kappa_0 - \kappa_\infty}\right) \cdot a \qquad (13-3)$$

将式（13-3）代入（13-2）式并整理得

$$\kappa_t = \frac{1}{ka} \cdot \frac{\kappa_0 - \kappa_t}{t} + \kappa_\infty \qquad (13-4)$$

以 κ_t 对 $(\kappa_0 - \kappa_t)/t$ 作图得一直线，求出直线的斜率即可求得反应速率常数 k 值。根据同样方法，再测定另一个温度下的反应速率常数，由 Arrhenius 公式

$$\ln \frac{k_2}{k_1} = \frac{E_a}{R} \left(\frac{1}{T_1} - \frac{1}{T_2}\right) \qquad (13-5)$$

就可以求得反应的活化能 E_a。

三、仪器与试剂

仪器：电导率仪 1 台（附 DJS-1C 型铂黑电极 1 支），恒温水浴 1 套，100mL 移液管 2 支，50mL 小烧杯 1 个。

试剂：乙酸乙酯（分析纯），$0.02 \text{mol} \cdot \text{L}^{-1}$ NaOH，$0.02 \text{mol} \cdot \text{L}^{-1}$ 乙酸乙酯。

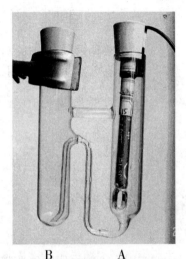

四、实验步骤

1. κ_0 的测定

（1）开启电导率仪预热 15 分钟，并在使用前校准。

（2）在一个干洁的 50mL 小烧杯中加入 10mL $0.02 \text{mol} \cdot \text{L}^{-1}$ 的 NaOH 溶液和 10mL 蒸馏水，混合均匀后，将烧杯置于 25℃水浴中恒温 10 分钟。将电导电极浸入溶液，测定其电导率值（量程可能要放在 2mS），即为 κ_0 值，并记录于表 13-1 中。

B   A

图 13-1 双管电导池示意

2. κ_t 的测定

用移液管移取 10mL $0.02 \text{mol} \cdot \text{L}^{-1}$ NaOH 溶液放入 A 管（或一只锥形瓶），用另一移液管移取 10mL $0.02 \text{mol} \cdot \text{L}^{-1}$ $CH_3COOC_2H_5$ 溶液于 B 管（另一只锥形瓶），恒温后将两液体混合均匀，同时记录反应时间（以氢氧化钠压入一半时开始记时）。取少量混合液洗涤电导电极后，将其插入 A 管中，每 5 分钟测量一次溶液的电导率，半小时后每 10 分钟测量一次，反应到 1 小时后停止。测量过程中电极不必取出，管口尽量用塞子塞住，以免乙酸乙酯挥发。

3. 反应活化能的测定（选做）

同上法测定 30℃时的电导率。

五、数据记录与处理

1. 数据记录

表 13-1 乙酸乙酯皂化反应实验数据

室温 _____℃，电导池常数 = _____，a = _____ mol·L^{-1}，κ_0 = _____ mS·cm^{-1}

时间 t（min）	0	5	10	15	20	25	30	40	50	60
κ_t（mS·cm^{-1}）										
$(\kappa_0 - \kappa_t)/t$										

2. 数据处理（作图）

以 κ_t 对 $(\kappa_0 - \kappa_t)/t$ 作图，求出直线的斜率，并算出反应速率常数 k 值。

3. 计算活化能 E_a

同上 1、2，求出 30℃ 的速率常数 k 值，算出反应的活化能 E_a。

六、思考题

1. 本实验为什么在恒温下进行？
2. 被测溶液的电导率与哪些离子的浓度有关？反应进程中溶液的电导率如何变化？
3. 如果酯和 NaOH 的起始浓度不相等，应怎样计算反应速率常数 k 值？

实验十四　加速实验法测定药物的有效期

一、实验目的

1. 了解加速实验法测定反应速率的原理。
2. 掌握分光光度计的测量原理。

二、实验原理

四环素在酸性溶液中（pH < 6），特别是在加热情况下易产生脱水四环素。

四环素 　　　　　　　　　　　　　　　　　　　脱水四环素

在脱水四环素分子中，由于共轭双键的数目增多，因此其色泽加深，对光的吸收程度也较大。脱水四环素在 445nm 处有最大吸收。

四环素在酸性溶液中变成脱水四环素的反应，在一定时间范围内属于一级反应。生成的脱水四环素在酸性溶液呈橙黄色，其吸光度 A 与脱水四环素的浓度呈函数关系。利用这一颜色反应可以测定四环素在酸性溶液中变成脱水四环素的动力学性质。

按一级反应动力学方程式：

$$\ln \frac{c_0}{c} = kt \qquad (14-1)$$

则

$$k = \frac{1}{t} \ln \frac{c_0}{c} \qquad (14-2)$$

式中：c_0 为 $t = 0$ 时反应物的浓度，$mol \cdot L^{-1}$

c 为反应到时间 t 时反应物的浓度，$mol \cdot L^{-1}$

设 x 为经过 t 时间后反应物消耗掉的浓度，因此，有 $c = c_0 - x$，代入式（14 - 2）可得

$$\ln \frac{c_0 - x}{c_0} = -kt \qquad (14-3)$$

在酸性条件下，测定溶液吸光度的变化，用 A_∞ 表示四环素完全脱水变成脱水四环素的吸光度，A_t 代表在时间 t 时部分四环素变成脱水四环素的吸光度。则公式中可用 A_∞ 代替 c_0，$(A_\infty - A_t)$ 代替 $(C_0 - x)$，即

$$\ln \frac{A_\infty - A_t}{A_\infty} = -kt \qquad (14-4)$$

根据以上原理，可用分光光度法测定反应生成物的浓度变化，并计算反应的速率常数 k。实验可在不同温度下进行，测得不同温度下的速率常数 k 值。依据阿累尼乌斯公式，$\ln k$ 对 $\frac{1}{T}$ 作图，得一直线，将直线外推到 25℃（即 $\frac{1}{298.15K}$ 处）即可得到该温度时的速率常数 k 值。据公式

$$t_{0.9} = \frac{0.1055}{k_{25℃}} \qquad (14-5)$$

可计算出药物的有效期。

三、仪器与试剂

仪器：恒温水浴 4 套，分光光度计 1 台，分析天平 1 台，秒表 1 块，50mL 磨口锥形瓶 22 个，15mL 吸量管 2 支，500mL 容量瓶 2 个。

试剂：盐酸四环素，盐酸（分析纯）。

四、实验步骤

1. 溶液配置。用稀 HCl 调蒸馏水 pH = 6 待用。然后，称取盐酸四环素 500mg，用 pH = 6 的蒸馏水配成 500mL 溶液（使用时取上清液）。

2. 将配好的溶液用 15mL 吸量管分装入 50mL 磨口锥形瓶内，塞好瓶口。

3. 调节四个恒温水浴的温度分别为 80℃、85℃、90℃、95℃，每个水浴放入 5 只装有溶液的磨口锥形瓶。在 80℃恒温的磨口锥形瓶，每隔 25 分钟取 1 只；在 85℃恒温

的磨口锥形瓶，每隔20分钟取1只；在90℃、95℃恒温的磨口锥形瓶，每隔10分钟取一只，用冰水迅速冷却。然后在分光光度计上于波长 $\lambda = 445\text{nm}$ 处，测其吸光度 A_t，以配置的原液作空白溶液。

4. 将一只装有原液的锥形瓶放入100℃水浴中，恒温1小时，取出冷却至室温，在分光光度计 $\lambda = 445\text{nm}$ 处测 A_∞。

五、注意事项

1. 严格控制恒温时间，按时取出样品。取出样品时，要迅速放入冰水中冷却以终止反应。

2. 测定溶液吸光度时，应注意比色皿由于溶液过冷而结雾，影响测定。

3. 为使实验在实验课内完成，可考虑将学生分为四组分别测定不同温度段的数值。

六、数据记录与处理

1. 数据记录于表14-1中。

2. 依据（14-4）式，求出各温度下的速率常数 k 值，并填入表14-2。

3. 用 $\ln k$ 对 $\frac{1}{T}$ 作图，将直线外推至 $\frac{1}{T} = \frac{1}{298.15K}$ 即25℃处，求出25℃时 k 值，再根据式（14-5），求出25℃时药物的有效期。

表14-1 不同温度下样品的吸光度

室温_____℃　　　　大气压_____mmHg

80℃		85℃		90℃		95℃	
t（min）	A_t	t（min）	A_t	t（min）	A_t	t（min）	A_t

表14-2 不同温度下反应的 k 值

T（℃）	80	85	90	95
$1/T$				
t				
$\ln k$				

七、思考题

1. 本实验是否要严格控制温度？原因何在？

2. 经过升温处理的样品，在测定前为什么要用冷水迅速冷却？

实验十五　乳状液的制备与性质

一、实验目的

1. 了解乳状液的性质。
2. 掌握乳状液的制备和鉴别方法。

二、实验原理

两种互不相溶的液体，在乳化剂存在的条件下一起振荡，一个液相被粉碎成液滴分散在另一液相中形成的系统为乳状液。被粉碎成的液滴称为分散相，另一相称为分散介质。乳状液总有一个液相为水（或水溶液），简称为"水"相，另一相是不溶于水的有机物，简称为"油"。油分散在水中形成的乳状液，称水包油型（油/水型）。反之，称为油包水型（水/油型）。两种液体形成何种类型乳状液，主要与形成乳状液时所添加的乳化剂性质有关。

为了形成稳定的乳状液所加入或自身产生的第三组分通常称为乳化剂，其作用在于不使分散质液滴相互聚结。许多表面活性物质可以作乳化剂，它们可以在界面上吸附，形成具有一定机械强度的界面吸附层，在分散相液滴的周围形成坚固的保护膜而稳定存在，乳化剂的这种作用称为乳化作用。通常，一价金属的脂肪酸皂，由于其亲水性大于其亲油性，界面吸附层能形成较厚的水溶剂化层，而能形成稳定的油/水型乳状液。而二价金属的脂肪酸皂，其亲油性大于其亲水性，界面吸附层能形成较厚的油溶剂化层，而能形成稳定的水/油型乳状液。

油/水型和水/油型乳状液外观是类似的，通常，将形成乳状液时被分散的相称为内相，而作为分散介质的相称为外相，显然内相是不连续的，而外相是连续的。鉴别乳状液类型的方法主要有下列几种方法。

1. 稀释法

乳状液能被与其外相液体性质相同的液体所稀释。例如牛奶能被水稀释。因此，如加一滴乳状液于水中，立即散开，说明乳状液的分散介质是水，故乳状液属油/水型。如不立即散开，则属于水/油型。

2. 电导法

水相中一般都含有离子，故其导电能力比油相大得多。当水为分散介质时，外相是连续的，则乳状液的导电能力大。反之，油为分散介质，水为内相，内相是不连续的，乳状液的导电能力很小。若将两个电极插入乳状液，接通直流电源，并串联电流表，则电流表指针显著偏转为油/水型乳状液，若电流计指针几乎不偏转，为水/油型乳状液。

3. 染色法

选择一种水溶性的染料加入乳状液中。如将水溶性染料亚甲基蓝加入乳状液中，显微镜下观察，连续相呈蓝色，说明水是外相，乳状液是油/水型；若将油溶性染料苏丹红Ⅲ加入乳状液，显微镜下观察，连续相呈红色，说明油是外相，乳状液是水/油型。

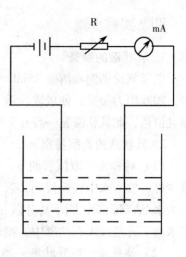

图 15 - 1 　导电法鉴别

乳状液无论是工业上还是日常生活都有广泛的应用，有时必须设法破坏天然形成的乳状液，如石油原油和橡胶类植物乳浆的脱水，牛奶中提取奶油，污水中除去油沫等都是破乳过程。破坏乳状液主要是破坏乳化剂的保护作用，最终使水油两相分层析出。

常用的破乳方法有：

1. 加入适量的破乳剂。破乳剂往往是反型乳化剂。如对于由油酸镁作乳化剂而形成的水/油型乳状液，加入适量的油酸钠可使乳状液破坏。因为油酸钠亲水性强，能在界面上吸附，形成较厚的水化层，与油酸镁相对抗，互相降低它们的乳化作用，使乳状液稳定性降低而破坏。但若油酸钠加入过多，则其乳化作用占优势，则水/油型乳状液可转相为油/水型乳状液。

2. 加入电解质。不同电解质可以产生不同作用。一般来说，在油/水型乳状液中加入电解质，可减小分散相液滴表面水化层的厚度，降低乳状液稳定性。如在油/水型乳状液中加入适量 NaCl 可破乳，加入过量 NaCl 使界面吸附层的水化层比油溶剂化层更薄，则油/水型乳状液会转相为水/油型乳状液。

有些电解质与乳化剂发生化学反应，破坏其乳化能力。如在油酸钠稳定的乳状液中加入盐酸，生成油酸，失去乳化能力，使乳状液被破坏。

3. 用不能生成牢固的保护膜的表面活性物质来替代原来的乳化剂，如异戊醇的表面活性大，但其碳链太短，不足以形成牢固的保护膜，起到破乳作用。

4. 加热。升高温度使乳化剂在界面上的吸附量降低，在界面上的乳化剂层减薄，降低了界面吸附层的机械强度。此外温度升高，降低了介质的黏度，增强了布朗运动，因此，减少了乳状液的稳定性，有助于乳状液的破坏。

5. 电场作用。在高压电场作用下，使荷电分散相变形，彼此连接合并，使分散度下降，造成乳状液的破坏。

三、仪器与试剂

仪器：50mL 具塞锥形瓶 2 只，试管 5 支，小玻璃棒 2 支，载玻片 2 个，盖玻片 2 个，显微镜 1 台，4cm 培养皿 2 个，1 号电池 2 支，毫安表 1 个，电极 1 对。

试剂：石油醚（分析纯），植物油（最好用香油），氢氧化钙饱和溶液，苏丹红Ⅲ油溶液，亚甲基蓝水溶液，食盐饱和溶液，肥皂。

四、实验步骤

1. 乳状液的制备

取氢氧化钙饱和溶液 25mL 与灭菌后的植物油 25mL 混合，置于 50mL 具塞锥形瓶中，加塞用力振摇，使成乳状液（或于氢氧化钙饱和溶液中逐滴加入香油，并充分搅拌至乳白色，此乳状液是一种疗效颇佳的烫伤药）。

2. 乳状液的类型鉴别

（1）稀释法　取试管两支，分别装 1mL 水、1mL 石油醚，然后用玻璃棒蘸取乳状液少许，放入水中轻轻搅动，若为油/水型乳剂则可与水均匀混合，呈淡乳白色浑浊液。若为水/油型乳剂，则不易分散在水中，或聚结成一团附在玻璃棒上，或成为小球状浮于水面。若是放入石油醚中，则现象正好相反。

（2）染色法　取乳状液一滴，加苏丹红Ⅲ溶液一滴。制片镜检，则水/油型乳状液连续相染成红色，油/水型乳状液分散相染成红色。

取乳状液一滴，加亚甲基蓝水溶液一滴，制片镜检，则水/油型乳状液分散相染成蓝色，油/水型乳状液连续相染成蓝色。

（3）导电法　取两个干净培养皿，分别加入少许乳状液，按图 15-1 连接线路，鉴别乳状液的类型（或用电导仪分别测乳状液，观察其电导值，鉴别乳状液的类型）。

3. 乳状液的破坏和转型

（1）取乳状液 2mL，放入试管中，在水浴中加热，观察现象。

（2）取 2~3mL Ⅰ型乳状液于试管中，逐滴加入饱和 NaCl 溶液，剧烈振荡，观察乳状液有无破坏和转相（是否转相可用稀释法）。

（3）取 2~3mL 乳状液于试管中，逐滴加入浓钠肥皂水（用开水泡肥皂制得），逐滴加入，剧烈振荡，观察乳状液有无破坏和转相（是否转相可用稀释法，下同）。

（4）取 2~3mL Ⅰ型乳状液于试管中，逐滴加入饱和 NaCl 溶液，剧烈振荡，观察乳状液有无破坏和转相。

（5）取 2~3mL Ⅱ型乳状液于试管中，逐滴加入 5% 油酸钠水溶液，每加一滴剧烈摇动一次，观察乳状液有无破坏和转相。

五、结果处理

用带颜色的笔画出在显微镜下观察到的乳状液被染色的情况，并回答该乳状液类型，写出乳化剂是什么物质。

六、思考题

1. 在乳状液制备中为什么要强烈振荡？
2. 乳状液的稳定性主要取决于什么？
3. 乳状液的类型由什么确定？

实验十六 溶胶的制备、净化及其性质

一、实验目的

1. 了解用凝聚法制备溶胶的方法及净化的作用。
2. 通过制备 $Fe(OH)_3$ 溶胶，熟悉溶胶的基本性质。

二、实验原理

固体以胶体分散程度分散在液体介质中即得溶胶。溶胶的基本特征有三：①多相系统，相界面很大；②高分散度，胶粒大小在 $1 \sim 100nm$ 之间；③是热力学不稳定系统，有相互聚结而降低表面积的倾向。溶胶的制备方法可分为二类：一是分散法，将较大的固体物质颗粒分散为胶体大小的质点；二是凝聚法，将分子或离子聚合成胶体大小的质点。本实验采取化学凝聚法制备 $Fe(OH)_3$ 溶胶，原理如下：

$$FeCl_3 + 3H_2O \rightarrow Fe(OH)_3 + 3HCl$$
$$Fe(OH)_3 + HCl \rightarrow FeOCl + 2H_2O$$
$$\downarrow$$
$$FeO^+ + Cl^-$$

$$[Fe(OH)_3]_n + mFeO^+ + mCl^- \rightarrow \{[Fe(OH)_3]_n \cdot mFeO^+ \cdot (m-x) \ Cl^-\}^{x+} \cdot xCl^-$$

溶液中少量的铁氧离子和氯离子作为稳定剂，按特性选择吸附规则而被吸附，但更多的离子属杂质，影响溶胶的稳定性，故必须用渗析法除去。渗析采用半透膜，做半透膜的火棉胶使用的是纤维素与硝酸结合而成的低氮硝化纤维素，可取酒精与乙醚各 $50mL$ 混合，加 $8g$ 低氮硝化纤维素，溶解即得，也可购买火棉胶液。半透膜的孔径大小与半透膜的干燥时间长短有关，时间短则膜厚而孔大，透过性强；时间长则膜薄而孔小，透过性弱。

溶胶的性质包括三个方面：光学性质、动力学性质与电学性质。

溶胶属热力学不稳定系统，外加电解质时易发生凝聚，但在大分子溶液的保护下，稳定性大大加强，抗凝结能力也就增强了。

三、仪器与试剂

仪器：电泳仪 1 套，电炉（300W）1 只，直流稳定电源 1 台，取光灯一台，具暗视野镜头显微镜 1 台，试管架（小试管 5 只以上）1 个，250mL 锥形瓶 1 只，250mL 烧杯 1 只，800mL 烧杯 1 只。

试剂：$10\% FeCl_3$ 溶液，火棉胶，2% 酒精松香溶液，$1mol \cdot L^{-1} Na_2SO_4$，$2mol \cdot L^{-1}$ NaCl，白明胶溶液，稀盐酸。

四、实验步骤

1. 溶胶的制备

在 250mL 烧杯中加入 100mL 蒸馏水，加热至沸，逐滴加入 5mL 10% $FeCl_3$ 溶液，并不断搅拌，加完后继续沸腾几分钟，由于水解反应，得红色氢氧化铁溶胶。

2. 半透膜的制备

取一干洁的 150mL 锥形瓶，倒入约 10mL 火棉胶溶液，小心转动锥形瓶，使之在锥形瓶上形成均匀薄层，倾出多余的火棉胶液倒回原瓶，倒置锥形瓶于通风橱中的铁圈上，让剩余的火棉胶液流尽，溶剂挥发，约 10 分钟后，在瓶口剥开一圈，在此膜与瓶壁间加点自来水，摇晃下水使膜与瓶壁分开，边往外拉边压手指排气，逐渐取出并吹气使之成袋，检验袋里是否有漏洞，若有漏洞，只需擦干有洞的部分，用玻璃棒醮少许火棉胶液补上即可。

3. 溶胶的净化

将制得的 $Fe(OH)_3$ 溶胶置于半透膜内，捏紧袋口，置于大烧杯内，用自来水渗析约 10 分钟，在 2~3 分钟时用 pH 试纸在袋外检验可知有 HCl 渗出。

4. 溶胶的性质

光学性质：将渗析好的溶胶倒入小烧杯中，用聚光灯照射，从上面能观察到一束光柱（丁达尔现象）。另取一支小试管，加几毫升水，置光路上观察。再滴 1 滴酒精松香溶液，摇匀得松香溶胶，置光路上观察。比较三者间乳光强度大小，可区别溶胶与溶液。

动力学性质：取 1 小试管，加约 1mL 蒸馏水，滴加 1 滴酒精松香溶液摇匀即得松香溶胶。将制得的松香水溶胶滴一点在载玻片上，加一盖玻片，放在暗视野显微镜下，调节聚光器，直到能看到胶体粒子的无规则运动（即布朗运动）。（示教）

电学性质：取一电泳管洗净，在 U 型管侧管中加入几毫升 $Fe(OH)_3$ 溶胶，开启活塞，调至活塞内无空气后关闭活塞，再往 U 型管中加入少量稀盐酸，再夹到斐式夹上，使侧管中 $Fe(OH)_3$ 液面稍高于盐酸液面，并在 U 型管中分别插入两个铂电极，小心开启活塞，让氢氧化铁缓慢上涌，不可太快，否则界面易冲乱。等界面升到所需刻度，关闭活塞，记下起始的刻度线（见装置图 16-1）。界面处画上线。通直流电后，观察两极有何现象，两极各发生什么反应？约 10~20 分钟后观察界面移动情况，并由此判断溶胶带什么电荷？（几组合做即可）

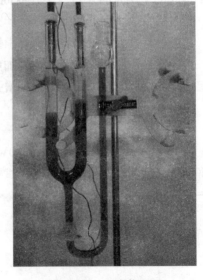

图 16-1　电泳装置图

5. 溶胶的凝聚与大分子溶液的保护作用

凝聚：在两支小试管中各注入约 1cm 高度溶胶，分别滴加 2mol·L⁻¹NaCl 与 1mol·L⁻¹Na₂SO₄ 溶液，观察比较产生凝聚现象时电解质溶液的用量，记下用量。

大分子溶液的保护作用：取三支小试管，各加入 1mL 溶胶，分别加入 0.01mL、0.1mL 及 1.0mL 0.5% 白明胶液，然后加蒸馏水使三管总量相等，摇匀。再各加 1mL 2mol·L⁻¹NaCl 溶液，观察哪一管发生凝聚。如在最前的两只试管内有凝聚现象时，则表示保护作用发生在 0.1mL 及 1.0mL 之间。为了更准确地测定，应当再用 0.2mL、0.5mL 及 0.7mL 白明胶再进行试验。以此类推，最后能较准确推断出加入多少溶胶可以起到保护作用。

五、数据记录与处理

大气压强：＿＿＿＿＿＿＿＿＿ Pa，室温：＿＿＿＿＿＿＿＿＿℃

溶胶的光学性质：

溶胶的动力学性质：

溶胶的电学性质：

大分子溶液对溶胶的保护作用：

实验内容	加电解质溶液	现象	解释
1mL Fe(OH)₃ 溶胶	加 NaCl 溶液＿＿滴		
1mL Fe(OH)₃ 溶胶	加 Na₂SO₄ 溶液＿＿滴		
1mL Fe(OH)₃ 溶胶加 1mL 白明胶	加 1mL NaCl 溶液		
1mL Fe(OH)₃ 溶胶加 0.1mL 白明胶补水	加 1mL NaCl 溶液		
1mL Fe(OH)₃ 溶胶加 0.01mL 白明胶补水	加 1mL NaCl 溶液		
1mL Fe(OH)₃ 溶胶加 0.2mL 白明胶补水	加 1mL NaCl 溶液		
1mL Fe(OH)₃ 溶胶加 0.5mL 白明胶补水	加 1mL NaCl 溶液		
1mL Fe(OH)₃ 溶胶加 0.7mL 白明胶补水	加 1mL NaCl 溶液		

结论：（通过实验说明白明胶的量在什么区间就可对溶胶起到保护作用）

六、思考题

1. 制得的溶胶为什么要净化？加速渗析可以采取什么措施？
2. 电泳时两电极分别发生什么反应？试用电极反应方程式表示之。

实验十七　沉降分析法测定碳酸钙粒子的大小及分布

一、实验目的

1. 学习沉降分析的基本原理。
2. 用沉降天平法测定 $CaCO_3$ 粉末粒子的大小及粒子分布曲线。

二、实验原理

悬浮粒子在分散介质中一方面受到重力的作用，作加速运动而下沉，另一方面受到介质的阻力。当此二力相等时，粒子将匀速下沉。设粒子为球形，则有：

$$\frac{3}{4}\pi r^3(\rho-\rho_0)g=6\pi\eta r\mu$$

因而

$$\mu=\frac{2r^2g\,(\rho-\rho_0)}{9\eta} \tag{17-1}$$

$$r=\sqrt{\frac{9\rho\mu}{2g\,(\rho-\rho_0)}} \tag{17-2}$$

此即 Stokes 沉降公式。式中，r 为粒子半径（cm）；ρ_0、ρ 分别为介质和粒子的密度（$g\cdot cm^{-3}$）；g 为重力加速度（$cm\cdot s^{-2}$）；η 为介质黏度（ρ）；μ 为粒子下沉速度（$cm\cdot s^{-1}$）。由（17-1）式可知，当介质黏度、密度及粒子的密度为已知时，测得粒子的沉降速度以后，根据（17-2）式就可计算出相应的粒子半径。

分散系统的粒子大小往往是不均匀的，为了得到分散系统的全部特征，常需测定大小不同的粒子的相对含量，即在离开液面一定高度处测定沉降量 G 随时间 t 的变化，作 $G-t$ 曲线（沉降曲线），再用此曲线进行处理，得到粒子大小的分布曲线。测定所用仪器是扭力天平，如图 17-1 所示。

设有 5 种大小不同的粒子，每种粒子单独沉降所得的曲线如图 17-2 曲线 1~5 所示。

以曲线 3 为例，在到达时间 t_3 之前，粒子将均匀沉降，到 t_3 则所有粒子均沉降完毕，平盘质量保持 G_3 不变。t_3 是使所有在 h 高度内的粒子都完全沉降所需的时间，由此可算出此种粒子沉降速度。

$$\mu_3=h/t_3 \tag{17-3}$$

将 μ 代入（17-2）式即可求得此种粒子的半径 r。

当 $t<t_3$ 时，沉降曲线方程式是：$G=m_3t$。式中，m_3 是直线的斜率。

当 $t>t_3$ 时，沉降曲线方程式是：$G=G_3$

如果样品中同时存在 5 种粒子，则变为图 17-2 中上面一条沉降曲线。在任何时间曲线上的某一个点的沉降量，就相当于同时间 5 条曲线上相应点的沉降量之和。以线段 BC 为例，此线段上的任一点的沉降量是：

$$G=(m_3+m_4+m_5)t+G_1+G_2 \tag{17-4}$$

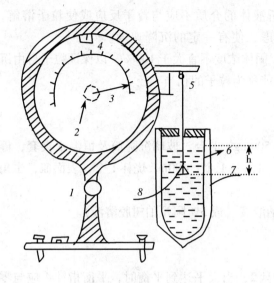

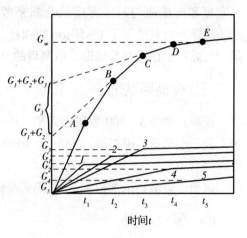

图 17-1　扭力天平　　　　　　　　　　　　　图 17-2　沉降曲线

1. 天平开关　　2. 指针转盘　　3. 指针　　4. 平衡指针
5. 平盘吊钩　　6. 沉降筒　　7. 小套夹　　8. 平盘

线段 BC 与 t_2、t_3 间的沉降曲线相切，由（17-4）式的直线方程可知，其延长线与纵轴的交点即为 G_1+G_2，这就是在时间 t_2 已完全沉降的粒子量。线段 CD 的延长线与纵轴的交点代表 $G_1+G_2+G_3$。这两个交点之差就等于 G_3，即相当于半径为 r_3 的粒子量。

实际上粒子的分散度是很高的，其沉降曲线应是平滑的曲线。由上述分析很容易推广到这种情况。

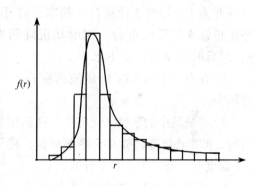

图 17-3　粒子分布曲线

为了作出粒子大小的分布曲线（图17-3）需要求得分布函数 $f(r)$，用来表明半径 r 到 $r+dr$ 之间的粒子质量占粒子总质量 G_∞ 的分数。

$$f(r) = \frac{1}{G_\infty} \cdot \frac{dG}{dr} \qquad (17-5)$$

以 $\frac{\Delta G_i}{G_\infty \cdot \Delta r_i}$ 对平均半径 $r = \frac{r_i+r_{i+1}}{2}$ 作图，根据折线形状可作出一条平滑的分布曲线，该曲线是 $f(r)$ 的近似图形，所取的点愈多，近似程度愈高。

G_∞ 是沉降完毕平盘上粒子的总质量。但由于细小粒子沉降很慢，需很长时间才能沉降完，故通常作图用外推法求 G_∞。

对沉降分析最大的干扰是液体的对流（包括机械的和热的原因引起的）和粒子的聚结，保持系统温度恒定可以减少热对流，添加适当的分散剂（多为表面活性剂）可防止粒子聚结，分散剂的类型和量必须经过试验，添加量一般不宜超过

0.1%，以免影响系统的性质。用于分析液体的介质不应与粒子反应或使粒子溶解，其黏度和密度应与粒子密度结合起来考虑，使有一定的沉降速度。

沉降分析只适用于 $1 \sim 50\mu m$ 的颗粒，固体浓度不宜大于100%，以保证粒子自由沉降。实际粒子往往并非球形，故测得的只能称为粒子的相当半径。

三、仪器与试剂

仪器：JN－A－500型扭力天平（0～500mg）1台，玻璃沉降筒及恒温水夹套，停表1只，小平盘，搅拌器，500mL、10mL量筒各1个，400mL烧杯1个，表面皿，牛角匙。

试剂：碳酸钙试剂粉末，5%焦磷酸钠溶液（或5%阿拉伯树胶溶液）。

四、实验步骤

1. 调整好天平，打开开关1，调整转盘2，当天平达到平衡时，平衡指针4应与零线重合，指针3的读数即为所称的质量。

2. 沉降筒中装好经煮沸冷却后的蒸馏水500mL，5% $Na_4P_2O_7$ 6mL（5%阿拉伯树胶2mL）；将平盘挂在天平臂5上，悬于沉降筒正中，平盘距沉降筒底约20mm，打开开关1，转动2使指针3指零，打开2的调零盖，用螺丝刀转动调零螺钉，使平衡指针4与零线重合，同时从沉降筒壁的标尺上读出平衡时平盘至水面的高度 h，然后取出平盘，记下水温。

3. 在台秤上称取约3g碳酸钙粉末，在研钵中研细后（约3～5分钟）置于400mL烧杯中。

4. 将量筒中的水倒入烧杯中，往返倾倒数次，使 $CaCO_3$ 粉末在整体液体中分布均匀后，迅速将沉降筒放在天平侧原位，将平盘浸入筒内并挂在钩上，在平盘浸入液体1/2深度时打开停表，开始计时。

5. 不断转动2，称量沉降在小盘上的重量，使平衡指针时时处于零线，在30秒时读第一沉降重量，以后的读数时间皆为前一次时间的 $\sqrt{2}$ 倍，即42″、1′、1′25″、2′……直到大部分液体基本变清（约需2.5小时），相邻二读数值变化很小为止。

6. 结束实验，关闭天平，清洗沉降筒及小盘。

在实验中应注意将小盘浸入沉降筒中时，使其位置在横截面中心，并保持水平，靠近筒壁的颗粒在沉降时不遵守Stokes公式，同时，底盘不能有气泡。

五、数据处理

1. 将实验数据记入下表。根据有关公式求得各有关数据填入表内。

实验温度＿＿＿＿＿＿＿＿　　　　　气压＿＿＿＿＿＿＿

序号	读数时间 t/s	沉降量 G/mg	沉降速度 $\mu_1/(cm \cdot s^{-1})$ $(\mu_i = \dfrac{h}{t_i})$	粒子半径 r_i/cm	$r_{平均} = \dfrac{r_i + r_{i+1}}{2}$	$\Delta r_2 = r_i - r_{i+1}$	ΔG_i	$f(r) = \dfrac{\Delta G_i}{G_\infty \Delta r_i}$

2. 以沉降时间 t 为横坐标，沉降量 G 为纵坐标，作出光滑的沉降曲线，沉降量的极限值 G_∞ 可用作图法求得，即在沉降曲线轴左作 $G - A/t$ 图（A 为任意常数，例如令 $A = 1000$），由 t 值较大的各点作直线外推与纵轴相交，即为 G_∞，如图 17 - 4 所示。

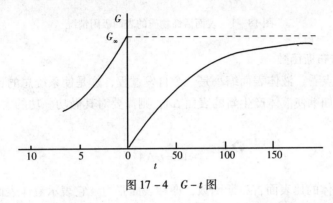

图 17 - 4　$G - t$ 图

3. 在沉降曲线上过适当的点（一般取 12～15 个点）作切线交于纵轴，求得各 ΔG_i，同时求得各点的沉降速度 μ_i 和粒子半径 r_i。

4. 以 $r_{平均}$ 对 $\dfrac{\Delta G_i}{G_\infty \Delta r_i}$ 作图，绘出粒子分布曲线。

六、思考题

1. 如果粒子不是球形的，则测得的粒子半径意义如何？如果粒子之间有聚结现象，对测定有何影响？

2. 粒子含量太大，或粒子半径太小或太大，对测定有何影响？

3. 什么原因会引起液体对流？什么原因会引起粒子聚结？如何减少它们对测定的影响？

实验十八　最大气泡法测定溶液的表面张力

一、实验目的

1. 测定不同浓度乙醇水溶液的表面张力，计算表面吸附量和溶质分子的横截面积。

2. 了解表面张力的性质、比表面吉布斯函数的意义以及表面张力和吸附的关系。

3. 掌握用最大气泡法测定表面张力的原理和技术。

二、实验原理

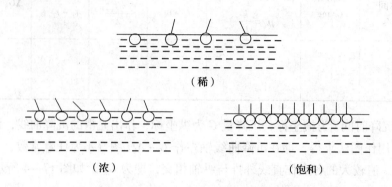

图 18－1　表面活性物质的表面吸附情况

1. 比表面吉布斯函数

从热力学观点看，液体表面缩小是一个自发过程，这是使系统总的比表面吉布斯函数减小的过程。如欲使液体产生新的表面 ΔA，则需要对其做功。功的大小应与 ΔA 成正比：

$$-W = \sigma \Delta A \qquad (18-1)$$

式中 σ 为液体的比表面吉布斯函数，亦称表面张力。它表示液体表面自动缩小趋势的大小，其数值与液体的成分、溶质的浓度、温度及表面气氛等因素有关。

2. 溶液的表面吸附

一定温度下，纯物质降低比表面吉布斯函数的唯一途径是尽可能缩小其表面积。对于溶液，则可以通过溶质自动调节其表面层的浓度来改变它的比表面吉布斯函数。

根据能量最低原则，当溶质的加入能降低溶剂的表面张力时，表面层溶质的浓度比溶液内部大；反之，若溶质的加入使溶剂的表面张力升高时，表面层中的浓度比内部的浓度低。这种表面浓度与溶液内部浓度不同的现象叫做溶液的表面吸附。显然，在指定的温度和压力下，溶质的吸附量与溶液的表面张力及溶液的浓度有关，从热力学方法可知它们之间的关系遵守吉布斯（Gibbs）吸附方程：

$$\Gamma = -\frac{c}{RT} \left(\frac{\mathrm{d}\sigma}{\mathrm{d}c}\right)_T \qquad (18-2)$$

式中：Γ 为表面吸附量（单位：$mol \cdot m^{-2}$）；T 为热力学温度（单位：K）；c 为稀溶液浓度（单位：$mol \cdot dm^{-3}$）；R 为气体常数。

若 $\left(\frac{\mathrm{d}\sigma}{\mathrm{d}c}\right)_T < 0$，$\Gamma > 0$，称为正吸附；若 $\left(\frac{\mathrm{d}\sigma}{\mathrm{d}c}\right)_T > 0$，则 $\Gamma < 0$，称为负吸附。

本实验研究正吸附情况。

有一类物质，溶入溶剂后，能使溶剂的表面张力降低，这类物质被称为表面活性物质。表面活性物质具有显著的不对称结构，它们是由亲水的极性基团和憎水的非极性基团构成的。对于有机化合物来说，表面活性物质的极性部分一般为 $-NH_3^+$，$-OH$，$-SH$，$-COOH$，$-SO_2OH$ 等。乙醇就属这样的化合物。它们在水溶液表面排列的情况随其浓度不同而异。如图18-1所示，浓度很小时，分子可以平躺在表面上；浓度增大时，分子的极性基团取向溶液内部，而非极性基团基本上取向空间；当浓度增至一定程度，溶质分子占据了所有表面，就形成饱和吸附层。

以表面张力对浓度作图，可得到 $\sigma - c$ 曲线，如图18-2所示。从图中可以看出，在开始时 σ 随浓度增加而迅速下降，以后的变化比较缓慢。

在 $\sigma - c$ 曲线上任选一点 i 作切线，即可得该点所对应浓度 c_i 的斜率 $(d\sigma/dc_i)_T$，再由（18-2）式，可求得不同浓度下的 Γ 值。

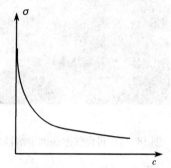

图18-2　表面张力与浓度的关系

3. 饱和吸附与溶质分子的横截面积

吸附量 Γ 与浓度 c 之间的关系，可用朗格茂（Langmuir）吸附等温式表示：

$$\Gamma = \Gamma_\infty \frac{Kc}{1 + Kc} \qquad (18-3)$$

式中：Γ_∞ 为饱和吸附量，K 为常数。将上式取倒数可得：

$$\frac{c}{\Gamma} = \frac{c}{\Gamma_\infty} + \frac{1}{\Gamma_\infty K} \qquad (18-4)$$

作 $\dfrac{c}{\Gamma} - c$ 图，直线斜率的倒数即为 Γ_∞。

如果以 N 代表 $1m^2$ 表面上溶质的分子数，则有：

$$N = \Gamma_\infty N_A \qquad (18-5)$$

式中 N_A 为阿伏加德罗常数，由此可得每个溶质分子在表面上所占据的横截面积：

$$S = \frac{1}{\Gamma_\infty N_A} \qquad (18-6)$$

因此，若测得不同浓度的溶液的表面张力，从 $\sigma - c$ 曲线上求出不同浓度的吸附量 Γ，再从 $\dfrac{c}{\Gamma} - c$ 直线上求出 Γ_∞，便可计算出溶质分子的横截面积 S。

4. 最大气泡法测定表面张力

测定表面张力的方法很多。本实验用最大气泡法测定乙醇水溶液的表面张力，其实验装置和原理如图18-3所示。

将被测液体装于测定管中，摇匀溶液并取出几滴准备测定其折光率，再使玻璃管下端毛细管端面与液面正好相切。打开抽气瓶的活塞缓缓放水抽气，测定管中的压力 p 逐渐减小，毛细管外压力 p_0 就会将管中液面压至管口，且逐渐形成气泡，直至气泡将要破裂，根据拉普拉斯（Laplace）公式，这时气泡能承受的压力差也最大：

$$\Delta p_{max} = \Delta p_r = p_0 - p_r = \frac{2\sigma}{r} \qquad (18-7)$$

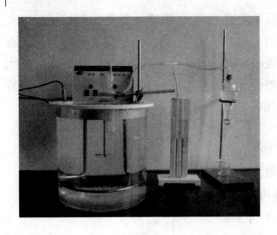
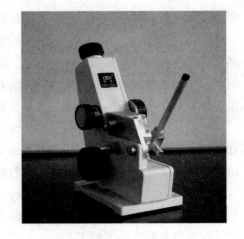

图 18-3　最大气泡法测定溶液表面张力装置　　　　图 18-4　阿贝折光仪

最大压力差可用 U 型压力计中最大液柱差 Δh 来表示：

$$\Delta p_{\max} = \rho g \Delta h \qquad\qquad (18-8)$$

式中 ρ 为压力计中液体介质的密度。由（18-7）式和（18-8）式得：

$$\sigma = \frac{r}{2}\rho g \Delta h = K' \Delta h \qquad\qquad (18-9)$$

K' 为仪器常数，可以用已知表面张力的物质测定，如水。

三、仪器与试剂

仪器：表面张力测定装置 1 套，恒温水浴 1 套，阿贝折光仪 1 台，洗耳球 1 个，200mL 烧杯 1 个。

试剂：乙醇（化学纯）或正丁醇（化学纯）。

四、实验步骤

1. 按表 18-1 配制系列溶液（浓度是粗略的，由实验室预先准备好）。

2. 调节恒温槽温度为 25℃。在洗净的测定管中注入蒸馏水，使液面刚好与毛细管口相切，置于恒温水浴内恒温 5 分钟左右，注意使毛细管保持垂直。按图18-3接好系统，慢慢打开抽气瓶活塞，进行测定。注意气泡形成的速率应保持稳定，通常以每分钟约 8 个至 12 个气泡为宜。记录 U 型压力计两边最高和最低读数，求出 $\Delta h_{水}$。

3. 测定乙醇溶液的表面张力。取一定浓度的乙醇溶液于最大气泡仪内摇匀，尤其是毛细管部分，确保毛细管内外溶液的浓度一致（另外用一滴管取出几滴同时测量其折光率）。待温度恒定后，按上述蒸馏水项操作，测定其 $\Delta h_{液}$，测量次序是由稀到浓依次进行，并记录各溶液的 $\Delta h_{液}$。

4. 乙醇系列溶液的折光率测定。每次测定溶液 $\Delta h_{液}$ 的同时，用该溶液的摇匀取出液，在阿贝折光仪中测量折光率，并记录。

五、数据记录与处理

1. 根据所测折光率，按表格提供的校正系数（$1 \times 10^{-4}\omega_{水}\% + 4.5 \times 10^{-4}\omega_{乙酸}\%$），对每个折光率进行温度（20℃）校正，然后由实验室提供的浓度－折光率工作曲线查出各溶液的准确浓度。

2. 根据 $\sigma_{液} = K'\Delta h = \sigma_{水}\dfrac{\Delta h_{液}}{\Delta h_{水}}$ 计算各溶液的表面张力 σ 值填入下列表格中。

3. 作 $\sigma - c$ 图，以表面张力为纵坐标，以真实乙醇百分浓度为横坐标。

4. 在 $\sigma - c$ 图的曲线上读出浓度为 5%、10%、15%……10 个点的表面张力，分别作出切线，并求得对应的斜率 $\left(\dfrac{\mathrm{d}\sigma}{\mathrm{d}c}\right)_T$；或以各点表面张力列表，并求得每相隔 5% 两点之间的 $\Delta\sigma$ 值，并算出各间隔的 $\left(\dfrac{\Delta\sigma}{\Delta c}\right)$，作 $\left(\dfrac{-\Delta\sigma}{\Delta c}\right) - c$ 的台阶图，如图 18-5，根据此图形状，绘出近似的光滑曲线 $\left(\dfrac{-\Delta\sigma}{\Delta c}\right)_T - c$，再从图上读出 5%、10%、15%……各浓度时的 $\left(\dfrac{\mathrm{d}\sigma}{\mathrm{d}c}\right)_T$。

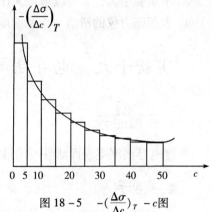

图 18-5　$-\left(\dfrac{\Delta\sigma}{\Delta c}\right)_T - c$ 图

5. 根据方程（18-2）求算各浓度的吸附量 Γ，并作出 $\dfrac{c}{\Gamma} - c$ 图，由直线斜率求其 Γ_{∞}，并计算 S 值。

表 18-1　最大气泡法实验数据

大气压：_____ Pa；室温：_____℃

粗浓度（%）	折光率 n	校正系数 $\times 10^4$（K^{-1}）	校正值 n'	校正浓度（%）	$\dfrac{\Delta h}{均值}$	σ	$-\dfrac{\Delta\sigma}{\Delta c}$	$-\dfrac{\mathrm{d}\sigma}{\mathrm{d}c}$	Γ	$\dfrac{c}{\Gamma}$
0		1.0								
5		1.2								
10		1.4								
15		1.5								
20		1.7								
25		1.9								
30		2.0								
35		2.2								
40		2.4								
45		2.6								
50		2.8								
55		2.9								
60		3.1								

注：表格中为真实浓度下折光率的校正系数，按 P91 页提供的方法计算的

六、思考题

1. 在测量中,如果抽气速度过快,对测量结果有何影响?
2. 如果毛细管末端插入到溶液内部进行测量行吗?为什么?
3. 本实验中为什么要读取最大压力差?
4. 表面张力仪的清洁与否和温度的不恒定对测量数据有何影响?

实验十九　电导法测定表面活性剂临界胶束浓度

一、实验目的

掌握电导法测定表面活性剂溶液的临界胶束浓度 CMC 的原理与方法。

二、实验原理

在表面活性剂溶液中,当浓度增大到一定值时,表面活性剂离子或分子发生缔合,形成胶束(或称胶团)。对于某表面活性剂,其溶液开始形成胶束的浓度称为该表面活性剂的临界胶束浓度(critical micelle concentration),简称 CMC。

中药制剂生产过程中,常用加一定量的表面活性剂的方法,以解决药物的增溶、乳化、润湿、分散、气泡、消沫及有效成分的提取等问题。例如,中药注射剂的澄清度和稳定性等问题;中药片剂、栓剂的分散润湿能力,均可用在药液中加入适量的表面活性剂来解决。此外,中药外用膏剂、洗剂、搽剂可用改变表面活性剂种类的方法来改变药物的亲水性或亲油性,以满足治疗需要。中药抗癌药物莪术乳剂,为便于吸收可加入少量非离子型表面活性剂 Tween-80 使之形成 O/W 型乳剂。所以表面活性剂种类的选择及用量的多少,直接关系到疗效和用药安全。

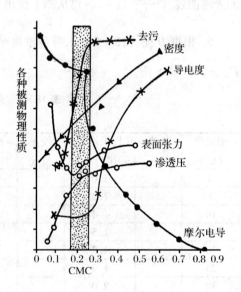

图 19-1　表面活性剂水溶液的
一些物理化学性质

由于表面活性剂溶液的许多物理化学性质随着胶束的形成而发生突变(如图 19-1 所示),故将 CMC 看作表面活性剂的一个重要特性,是表面活性剂溶液表面活性大小的量度。在药物生产过程中,表面活性剂的用量可用其在溶液中形成胶束所需的最低浓度(即 CMC)作为参考标准,只要测得表面活性剂在某种药液中的 CMC,即可用于指导生产。此外,测定 CMC,分析影响 CMC 的因素,对深入研究表面活性剂的物理化学性质是至关重要的。

测定 CMC 的方法很多，原则上只要溶液的物理化学性质随着表面活性剂溶液浓度在 CMC 处发生突变，都可以利用来测定 CMC，如核磁共振法、蒸气压法、溶解度法、光散射法、表面张力法、电导法、染料吸附法、紫外分光光度法、增溶法等。常用的测定方法是后 5 种方法。其中表面张力法已在实验十八中作过介绍，染料吸附法见参考文献 6，本实验应用电导法测定表面活性剂的 CMC。

电导法原则上讲仅对离子型表面活性剂适用。对于离子型表面活性剂溶液，当溶液浓度很稀时，电导的变化规律也和强电解质一样；但当溶液浓度达到 CMC 时，随着胶束的生成，电导率发生改变，摩尔电导率急剧下降，这样从电导率（κ）对浓度（c）曲线或摩尔电导率（Λ_m）$-c$ 曲线上的转折点可方便地求出 CMC。这就是电导法测定 CMC 的依据。

三、仪器与试剂

仪器：DDS－11A 型电导率仪，容量瓶（25mL），移液管。

试剂：氯化钾，十二烷基硫酸钠（用乙醇经 2～3 次重结晶提纯），电导水。

四、实验步骤

1. 将 DDS－11A 型电导率仪接好线路（参见第三章第四节），通电预热 10 分钟准备测量。

2. 用 25mL 容量瓶精确配制浓度范围在 $3 \times 10^{-3} \sim 3 \times 10^{-2}$ mol · L^{-1}8～10 个不同浓度的十二烷基硫酸钠水溶液。配制时最好用新蒸出的电导水。为使十二烷基硫酸钠完全溶解，先于研钵磨成糊状后再用水稀释。

3. 从低浓度到高浓度依次测定表面活性剂溶液的电导率值。每次测量前电导电极都得用待测溶液涮洗 2～3 次。

五、数据处理

1. 将测得各浓度的十二烷基硫酸钠水溶液的电导率按 $\Lambda_m = \kappa / c$ 关系式换算成相应浓度 c 时的摩尔电导率，并将各数据列表。

2. 根据表中的数据作 $\kappa - c$ 图与 $\Lambda_m - c$ 图，由曲线转折点确定临界胶束浓度的 CMC 值。

3. 记录测定时的温度。

六、思考题

1. 影响本实验测定的主要因素有哪些？

2. 表面活性剂临界胶束浓度的测定药剂学上有何意义？

3. 本测定方法是否只适用于离子型表面活性剂？

实验二十　固液界面上的吸附

一、实验目的

1. 通过测定活性炭在醋酸溶液中的吸附，验证弗伦特立希（Freundlich）吸附等温式对此系统的适用性。

2. 做出在水溶液中用活性炭吸附醋酸的吸附等温线，求出 Freundlich 等温式中的经验常数。

3. 了解固体吸附剂在溶液中的吸附特点。

二、实验原理

当一溶液与不溶性固体接触时，固体表面上溶液的成分常与液体相溶液内部的不同，即在固 – 液界面发生了吸附作用。由于溶液中各组分被固体吸附的程度不同，吸附前后溶液各组分的浓度将发生变化，根据这种变化可计算出吸附量。

活性炭是一种高分散的多孔性吸附剂，在一定温度下，它在中等浓度溶液中的吸附量与溶质平衡浓度的关系，可用 Freundlich 吸附等温式表示：

$$\frac{x}{m} = kc^{\frac{1}{n}} \qquad\qquad (20-1)$$

式中：m 为吸附剂的质量（g）

x 为吸附平衡时吸附质被吸附的量（mol）

$\frac{x}{m}$ 为平衡吸附量（mol·g^{-1}）

c 为吸附平衡时被吸附物质留在溶液中的浓度（mol·L^{-1}）

k、n 为经验常数（与吸附剂、吸附质的性质和温度有关）。

将式（20 – 1）取对数，得

$$\lg \frac{x}{m} = \frac{1}{n}\lg c + \lg k \qquad\qquad (20-2)$$

以 $\lg \frac{x}{m}$ 对 $\lg c$ 作图，可得一条直线，直线的斜率等于 $\frac{1}{n}$，截距等于 $\lg k$，由此可求得 n 和 k。

三、仪器和试剂

仪器：150mL 磨口具塞锥形瓶 6 个，150mL 锥形瓶 6 个，长颈漏斗 6 个，称量瓶 1 个，50mL 酸式、碱式滴定管各 1 支，5mL 移液管 1 支，10mL 移液管 2 支，25mL 移液管 3 支，台称 1 台，恒温振荡器 1 套，定性滤纸若干。

试剂：粉末活性炭（20 ~ 40 目，比表面 300 ~ 400m^2/g），0.4mol·L^{-1}HAc 溶液，0.1000mol·L^{-1}NaOH 标准溶液，酚酞指示剂。

四、实验步骤

1. 将 6 个干净的磨口具塞锥形瓶编号，并各称入 2.0g 粉末活性炭（用减量法在台称上准确称量）。然后用滴定管按表 20-1 分别加入 0.4mol·L⁻¹ HAc 和蒸馏水，并立即盖上塞子，置于 25℃ 恒温振荡器中摇荡 1 小时（若无振荡器，则在室温下手工振摇）。

2. 滤去活性炭，用初滤液（约 10mL）分两次洗涤接收锥形瓶后弃去，收集续滤液。

3. 从各号滤液中按表 20-1 所规定的体积取样，以酚酞为指示剂，用 0.1mol·L⁻¹ NaOH 标准溶液各滴定两次，碱量取平均值记入表 20-1。

五、注意事项

1. 操作过程中应尽量加塞瓶盖，以防醋酸挥发。
2. 活性炭吸附醋酸是可逆吸附，使用过的活性炭用蒸馏水浸泡数次，烘干后可重复使用。

六、数据记录及处理

1. 将实验数据记入表 20-1。

表 20-1 活性炭对醋酸的吸附

温度：_____℃　　大气压：_____Pa　　NaOH 浓度：_____mol·L⁻¹

序号	1	2	3	4	5	6
0.4mol·L⁻¹ HAc（mL）	80.00	40.00	20.00	12.00	6.40	3.20
蒸馏水（mL）	0.00	40.00	60.00	68.00	73.60	76.80
HAc 初浓度 c_0（mol·L⁻¹）						
加入活性炭量 m（g）						
平衡取样量 V（mL）	5.00	10.00	10.00	25.00	25.00	25.00
NaOH 消耗量（mL）						
HAc 平衡浓度 c（mol·L⁻¹）						
$\frac{x}{m}$（mol·g⁻¹）						
lg$c$						
lg$\frac{x}{m}$						

2. 计算吸附前各瓶中醋酸的初浓度 c_0 和吸附平衡时的浓度 c，并按下式计算吸附量一同填入表 20-1。

$$\frac{x}{m}=\frac{V(c_0-c)}{m}\times\frac{1}{1000} \tag{20-3}$$

式中 V 为被吸附溶液的总体积（mL）。

3. 绘制 $\dfrac{x}{m}$ 对 c 的吸附等温线。

4. 以 $\lg\dfrac{x}{m}$ 对 $\lg c$ 作图，从所得直线的斜率和截距，计算经验常数 n 和 k。

七、思考题

1. 固体吸附剂的吸附量大小与哪些因素有关？
2. 为了提高实验的准确度应该注意哪些操作？
3. 在过滤分离活性炭时，为什么要弃去最初的一小部分滤液？

实验二十一   黏度法测定高聚物摩尔质量

一、实验目的

1. 掌握用毛细管黏度计测定高分子溶液黏度的原理和方法。
2. 测定高聚物的黏均摩尔质量。

二、实验原理

摩尔质量是表征高分子性质的重要参数之一，但高分子几乎都是由大小不等的一系列分子所组成，所以高分子的摩尔质量是一个统计平均值。根据测量方法不同，我们可以获得高分子的质均摩尔质量、数均摩尔质量等，用黏度法测得的是黏均摩尔质量，适用摩尔质量范围为 $10^4 \sim 10^6$。

黏度是指液体流动时所表现的阻力，反映相邻液体层之间相对移动时的一种内摩擦力。液体在流动过程中，必须克服内摩擦阻力而做功。其所受阻力的大小可用黏度系数 η（简称黏度）来表示。

高分子溶液的特点是黏度特别大，原因在于其分子链长度远大于溶剂分子，加上溶剂化作用，使其在流动时受到较大的内摩擦阻力。

高分子稀溶液的黏度是液体流动时内摩擦力大小的反映。纯溶剂黏度反映了溶剂分子间的内摩擦力，记作 η_0，高分子溶液的黏度则是高分子分子间的内摩擦、高分子分子与溶剂分子间的内摩擦以及 η_0 三者之和。在相同温度下，通常 $\eta > \eta_0$。相对于溶剂，溶液黏度增加的分数称为增比黏度，记作 η_{sp}，即

$$\eta_{sp} = (\eta - \eta_0)/\eta_0 \qquad (21-1)$$

而溶液黏度与纯溶剂黏度的比值称作相对黏度，记作 η_r，即

$$\eta_r = \eta/\eta_0 \qquad (21-2)$$

η_r 反映的也是溶液的黏度行为，而 η_{sp} 则意味着已扣除了溶剂分子间的内摩擦效应，仅反映了高分子分子与溶剂分子间和高分子分子间的内摩擦效应。

高分子溶液的增比黏度 η_{sp} 往往随质量浓度 c 的增加而增加。为了便于比较，将单位浓度下所显示的增比黏度 η_{sp}/c 称为比浓黏度，而 $\ln\eta_r/c$ 则称为比浓对数黏度。当溶液无限稀释时，高分子分子彼此相隔甚远，它们的相互作用可忽略，此时有关系式

$$\lim_{c \to 0} \frac{\eta_{sp}}{c} = \lim_{c \to 0} \frac{\ln\eta_r}{c} = [\eta] \tag{21-3}$$

$[\eta]$ 称为特性黏度，它反映的是无限稀释溶液中高分子分子与溶剂分子间的内摩擦，其值取决于溶剂的性质及高分子分子的大小和形态。由于 η_r 和 η_{sp} 均是无因次量，所以 $[\eta]$ 的单位是质量浓度 c 单位的倒数。

在足够稀的高分子溶液里，η_{sp}/c 与 c 和 $\ln\eta_r/c$ 与 c 之间分别符合下述经验关系式：

$$\eta_{sp}/c = [\eta] + \kappa [\eta]^2 c \tag{21-4}$$

$$\ln\eta_r/c = [\eta] - \beta [\eta]^2 c \tag{21-5}$$

上两式中 κ 和 β 分别称为 Huggins 和 Kramer 常数。这是两直线方程，通过 η_{sp}/c 对 c 或 $\ln\eta_r/c$ 对 c 作图，外推至 $c=0$ 时所得截距即为 $[\eta]$。显然，对于同一高分子，由两线性方程作图外推所得截距交于同一点，如图 21-1 所示。

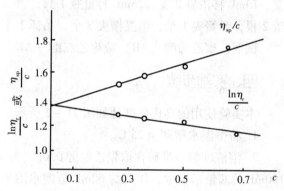

图 21-1 外推法求特性黏度图

高分子溶液的特性黏度 $[\eta]$ 与高分子摩尔质量之间的关系，通常用带有两个参数的 Mark-Houwink 经验方程式来表示：

$$[\eta] = K \cdot \overline{M}_\eta^\alpha \tag{21-6}$$

式中 $\overline{M}_\eta$ 是黏均摩尔质量，K、α 是与温度、高分子及溶剂的性质有关的常数，只能通过一些绝对实验方法（如膜渗透压法、光散射法等）确定。聚乙烯醇水溶液在 25℃ 时 $K = 2 \times 10^{-2}$，$\alpha = 0.76$；在 30℃ 时 $K = 6.66 \times 10^{-2}$，$\alpha = 0.64$。（聚乙二醇水溶液在 25℃ 时 $K = 1.56 \times 10^{-3}$ dL/g，$\alpha = 0.5$）

本实验采用毛细管法测定黏度，通过测定一定体积的液体流经一定长度和半径的毛细管所需时间而获得。当液体在重力作用下流经毛细管时，其遵守 Poiseuille 定律：

$$\frac{\eta}{\rho} = \frac{\pi h g r^4 t}{8LV} - m \frac{V}{8\pi Lt} \tag{21-7}$$

式中 η（kg·m^{-1}·s^{-1}）为液体的黏度；ρ 是液体密度；g 是重力加速度；h 是流经毛细管液体的平均液柱高度；r 为毛细管的半径；V 为流经毛细管的液体体积；t 为 V 体积液体的流出时间；L 为毛细管的长度；m 为毛细管末端校正的参数（一般在 $r/L \ll 1$ 时，可以取 $m=1$）。

上式等号右边第二项为动能校正项。用同一黏度计在相同条件下测定两个液体的黏度时，上式可写成：

$$\frac{\eta}{\rho} = At - \frac{B}{t} \qquad (21-8)$$

式中，$B<1$，当流出的时间 t 在 2 分钟左右（大于 100 秒）时，该项可以忽略。又因通常测定是在稀溶液中进行（$c<10\text{kg}\cdot\text{m}^{-3}$），所以溶液的密度和溶剂的密度近似相等，因此可将 η_r 写成

$$\eta_r = \frac{\eta}{\eta_0} = \frac{t}{t_0} \qquad (21-9)$$

所以只需测定溶液和溶剂在毛细管中的流出时间就可得到 η_r。

三、仪器与试剂

仪器：恒温槽 1 套，乌贝路德黏度计 1 支，50mL 具塞锥形瓶 2 个，5mL 移液管 1 支，10mL 移液管 2 支，25mL 容量瓶 1 只，秒表（0.1 秒）1 个，洗耳球 1 个，细乳胶管 2 根，弹簧夹 1 个，恒温槽夹 3 个，吊锤 1 个。

试剂：聚乙烯醇（AR）或聚乙二醇（AR，分子量大于 1 万）。

四、实验步骤

本实验使用的乌氏黏度计如图 21-2 所示。

1. 将恒温水槽调至 25℃。

2. 溶液配制。准确称取聚乙烯醇 0.6g（称准至 0.001g）于 100mL 具塞锥形瓶中，加入约 60mL 蒸馏水溶解，因不易溶解，可在 60℃ 水浴中加热数小时，待其颗粒膨胀后，放在电磁搅拌器上加热搅拌，加速其溶解，溶解后，待溶液冷却至室温，加入 2 滴正丁醇（去泡）再小心转移至 100mL 容量瓶中，将容量瓶置入恒温水槽内，加蒸馏水稀释至刻度（或由教师准备）。

3. 测定溶剂流出时间 t_0。将黏度计垂直夹在恒温槽内，用吊锤检查是否垂直。将 20mL 纯溶剂自 A 管注入黏度计内，恒温数分钟，夹紧 C 管上连接的乳胶管，同时在连接 B 管的乳胶管上接洗耳球慢慢抽气，待液体升至 G 球的 1/2 左右即停止抽气，打开 C 管乳胶管上夹子使毛细管内液体同 D 球分开，用秒表测定液面在 a、b 两线间移动所需时间。重复测定 3 次，每次相差不超过 0.3 秒，取平均值。

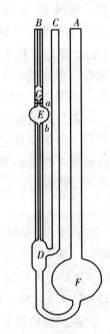

图 21-2   乌氏黏度计

4. 测定溶液流出时间 t。取出黏度计，倒出溶剂，乙醇润洗后倒立热风吹干（边吹边吸气），冷却后同样方法装入水浴。用专用移液管吸取 10mL 聚乙烯醇溶液，同上法测定流经时间。再用另一移液管加入 5mL 已恒温的溶剂，用洗耳球从 B 管鼓气搅拌并将溶液慢慢地抽上流下数次使之混合均匀，再如上法测定流经时间。同样，依次再加入 5mL、10mL、10mL 溶剂，逐一测定溶液的流经时间。

实验结束后，将溶液倒入回收瓶内，用溶剂仔细冲洗黏度计 3 次，最后用溶剂浸

泡，备下次用。

五、数据记录与处理

1. 按表 21 – 1 记录并计算各种数据。

表 21 – 1　实验数据记录

编号	1	2	3	4	5
溶液量（mL）	10				
溶剂量（mL）		5	5	10	10
溶液浓度					
t_1					
t_2					
t_3					
t(平均)					
η_r					
η_{sp}					
$\ln\eta_r$					
$(\ln\eta_r)/c$					
$(\eta_{sp})/c$					

2. 以 $\ln\eta_r/c$ 及 η_{sp}/c 分别对 c 作图，作线性外推至 $c \to 0$ 求 $[\eta]$。

在作图的过程中，结果常会出现一些异常图像，这并非完全是实验操作不规范造成的，与高聚物结构和形态及一些不太明确的原因有关。因此出现异常图像时，可按照 $\eta_{sp}/c - c$ 的直线来求 $[\eta]$ 值。

3. 取常数 κ、α 值，计算出聚乙烯醇的黏均摩尔质量 $\overline{M_\eta}$。

六、黏度测定中异常现象的近似处理

在特性黏度 $[\eta]$ 的测定过程中，有时并非操作不慎才出现如图 21 – 3 所示的异常现象，而是高聚物本身的结构及其在溶液中的形态所致，目前尚不能清楚地解释产生这些反常现象的原因。因此出现异常现象时，以 $\eta_{sp}/c - c$ 曲线的截距求 $[\eta]$。

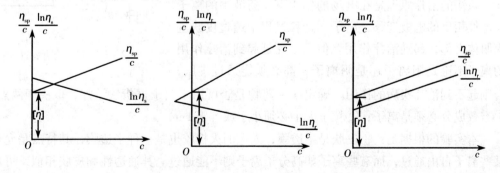

图 21 – 3　黏度测定中出现异常现象时 $[\eta]$ 的求法

七、注意事项

1. 黏度计必须洁净，如毛细管壁上挂水珠，需用洗液浸泡。

2. 高分子在溶剂中溶解缓慢，配制溶液时必须保证其完全溶解，否则会影响溶液起始浓度，而导致结果偏低。

3. 溶剂和样品在恒温槽中恒温后方可测定。

4. 测定时黏度计要垂直放置，实验中不要振动黏度计，否则影响结果的准确性。

5. 测定过程中，液体样品中不可带入小气泡或灰尘颗粒，以防堵塞毛细管。

八、思考题

1. 乌氏黏度计中支管 C 的作用是什么？为什么总体积对黏度测定没有影响？能否去除 C 管改为双管黏度计使用？为什么？

2. 在测定流出时间时，C 管的夹子忘记打开了，所测的流出时间正确吗？为什么？

3. 黏度计为何必须垂直？

实验二十二　中药的离子透析

方 法 一

一、实验目的

掌握离子透析的原理。

二、实验原理

近年来临床上常用中药离子透析的方式来治疗疾病，此法对某些疾病的疗效很显著，在治疗中无不适之感，易于被人们所接受。

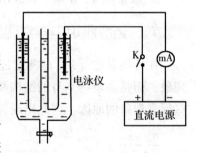

图 22 - 1　离子透析装置

该法的治疗原理是在电场的作用下，药液中的离子向电性相反的电极迁移，离子在迁移过程中透过皮肤进入肌体内部，起到治疗作用。但是，凡是起到治疗作用的离子不论是阳离子还是阴离子，都必须能透过皮肤，否则起不到治疗疾病的作用。确定某一药物是否可用于离子透析法治疗，取决于两点：①有效成分必须是离子；②粒子大小必须小于或等于 1nm。

本实验的根据是：①皮肤是半透膜，人造的火棉胶也是一种半透膜，其特点是允许某些离子自由通过，而有些离子如高分子离子则不能通过。其通透性和皮肤相似，可用火棉胶代替皮肤作探讨。②离子透过半透膜进入蒸馏水中，中药离子透析液的电导率呈下降趋势。③为了加快透析速度，可应用电透析法。

三、仪器与试剂

仪器：电泳仪 1 台，直流稳压电源 1 台，电导率仪 1 台，安培计 1 台，秒表 1 只，石墨电极（或铂电极）2 个，电键、导线若干，1000mL 烧杯 1 个，100mL 烧杯 3 个，500mL 量筒 1 个，10mL 量杯 1 个。

试剂：乙醚，无水乙醇，硝化纤维（火棉胶）；或半透膜袋。

中药：黄芪，当归，金银花。

四、实验步骤

1. 测定自来水的电导

将 50mL 自来水装入 100mL 烧杯中，测定其电导率。

2. 测定蒸馏水的电导

将 50mL 蒸馏水装入 100mL 烧杯中，测定其电导率。

3. 药液的制备

取 50g 黄芪置于 1000mL 烧杯中，加入 500mL 蒸馏水煎煮 30 分钟，减压抽滤，取滤液备用。同法分别制备当归、金银花药液。

4. 药液电导率的测定

将 25mL 黄芪煎煮液装入 100mL 烧杯中，测定其电导率。同法分别测定当归、金银花煎煮液的电导率。

5. 中药离子透析液电导率的测定

电泳仪注入一定量蒸馏水，使液面距电泳仪管口约 3cm。在制备好的半透膜袋中均装入 8mL 的黄芪煎煮液，分别放入电泳仪中间的管中（如上图所示），于不同时间测定其（无电场存在时）电导率。然后将两电极插入到电泳仪两侧的支管中，按图接好线路，接通电路，再于不同时间（0、5、10、15、20、25、30 分钟）测定其（有电场存在时）电导率。用同样的方法分别测定当归、金银花的电导率。

五、数据记录

记录实验数据并填入表 22 – 1、22 – 2、22 – 3、22 – 4 中。

表 22 – 1　不同液体的电导率

样品名称	电导率/mS·cm^{-1}
自来水	
蒸馏水	
黄芪煎煮液	
当归煎煮液	
二花煎煮液	

表 22 -2　黄芪透析液电导率

无电场透析		有电场透析	
时间/min	电导率/mS·cm^{-1}	时间/min	电导率/mS·cm^{-1}

表 22 -3　当归透析液电导率

无电场透析		有电场透析	
时间/min	电导率/mS·cm^{-1}	时间/min	电导率/mS·cm^{-1}

表 22 -4　金银花透析液电导率

无电场透析		有电场透析	
时间/min	电导率/mS·cm^{-1}	时间/min	电导率/mS·cm^{-1}

结论：

六、思考题

为什么从皮肤给药能起到治疗疾病的效果？

附：半透膜的制备方法

仪器：锥形瓶 2 个，10mL 试管 3 个，50mL 烧杯 1 个。

火棉胶的配方：硝化纤维（火棉胶）1g，乙醚 15mL，无水乙醇 15mL。

制备方法：取干洁的烧杯，放入 1g 火棉胶，立即倒入 15mL 乙醚和 15mL 乙醇，搅匀，即无气泡时，静置一会儿待用。可先准备好仪器。选 1 个锥形瓶和 6 个试管，洗净烘干。冷后，在锥形瓶中倒入火棉胶液，小心转动锥形瓶，使火棉胶黏附在锥形瓶内壁形成均匀薄层。倾出多余的火棉胶液于试管中，此时锥形瓶需倒置在滤纸上，并不断旋转，待剩余的火棉胶液流尽。同样操作把火棉胶液依次倒入三个试管中，最后一个试管的火棉胶液倒入原烧杯中。然后，将锥形瓶及试管中的溶剂挥发尽（可用电吹风的冷风吹锥形瓶及试管口，加速挥发），直到嗅不出乙醚的味为止。此时，用手指轻轻触及火棉胶膜，已不粘手。若还有乙醚未挥发完，可再用热风吹 2 ~ 3 分钟。将锥形瓶及试管放正，往其中注蒸馏水至满。若乙醚未挥发完全，加水过早，则半透膜呈白色，不能使用。若吹风时间过长，易使膜变得干硬，易裂开。将膜浸入水中约 10 分钟，使膜中剩余的乙醇溶去，倒去瓶中及试管中的水，然后用小刀在瓶口及试管口将膜隔开，用手指轻挑即可使膜与瓶壁脱离，再慢慢地注入水于夹层，使膜脱离瓶壁，轻轻取出即成膜袋。膜袋灌水而悬空，袋中的水应能逐渐渗出，否则不符合要求，需重新制备。

制好的半透膜，不用时要保存在蒸馏水中，否则发脆，且渗透能力显著降低。

（本实验所用半透膜也可以直接购 D – 21 或 D – 27 半透膜袋）

方 法 二

一、实验目的

见方法一。

二、实验原理

见方法一。

三、仪器与试剂

仪器：ZLT – 2 型中药的离子透析实验装置 1 套，1000mL 烧杯 6 个，100mL 烧杯 3 个，50mL 量筒 1 个。

试剂：乙醚，无水乙醇，硝化纤维（火棉胶）或透析膜。

中药：黄芪，当归，金银花。

四、实验步骤

1. 仪器安装

按图 22 – 2 中药离子透析实验装置安装。

2. 浓度 – 电流强度工作曲线的绘制

（1）溶液配制 精确配制 0.1%、0.2%、0.3%、0.4%、0.5%、0.6%、0.7%、0.8% 的氯化钾水溶液各 500mL。（例：精密称取氯化钾 0.5000g，加入 500mL 蒸馏水，混匀，即为 0.1% 氯化钾溶液。依法配制其他浓度的溶液）

（2）测定电流 分别将上述各溶液装入 ZLT – 2 型中药离子透析实验装置内，两边溶液调节至 100mL 刻度处，分别插入电极，接通电源，预热 30 分钟，用实验装置中离子浓度测定仪测定各浓度氯化钾水溶液的电流。

3. 自来水和蒸馏水的测定

（1）测定自来水的电流 将自来水装入 ZLT – 2 型中药离子透析实验装置内，两边溶液调节至 100mL 刻度处，分别插入电极，接通电源，预热 30 分钟，用实验装置中离子浓度测定仪测定自来水的电流。电流约 0.5mA，说明自来水中有少量离子，故不能用来煎煮用于离子透析的中药。

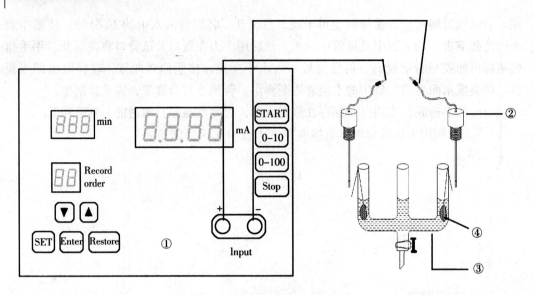

图 22 - 2　中药离子透析实验装置
①离子浓度测定仪　②可升降不锈钢电极　③透析仪　④透析膜

（2）测定蒸馏水的电流　将 ZLT - 2 型中药离子透析实验装置内离子浓度测定仪、透析仪和电极都用蒸馏水冲洗 2～3 遍。按上述实验步骤操作，电流约为零，说明蒸馏水纯度符合实验要求。

4. 中药提取液及其透析液的光学性质与电学性质比较

（1）当归溶液的光学性质及电学性质　取当归 30g，放入 1000mL 烧杯中，加入 500mL 蒸馏水；加热，煮沸 20 分钟后停火、放凉；用二层纱布过滤，弃渣，溶液为棕红色，进行实验。

①观察丁达尔效应：中药液是胶体溶液，其胶粒大小应在 1～100nm 之间。

②测定原液的电流：将原液装入透析仪内，两边溶液调节至 100mL 刻度处，分别插入电极，接通电源，用实验装置中离子浓度测定仪测定原液的电流值，读取电流恒定值 I。

③测定透析液的电流：在透析膜内注入原液，将口扎住，一次装两个袋子（2mL 药液），分别放入透析仪的两边。然后从透析仪的中间管口注入蒸馏水，使两个袋子漂浮起来离液面约 2～3cm，静止后再分别插入两个电极，接通电源，用实验装置中离子浓度测定仪测定透析仪中溶液的离子浓度，并按透析实验时间自动记录不同时间点溶液的电流值，观察离子浓度测定仪测定的电流变化。

④测定透析液的光学性质：从电泳仪中放出透析液于试管中，进行观察，也应有较明显的丁达尔效应，说明它含有胶体粒子；但是其大小只能是近似于或小于 1nm 的质点。因为大的穿不过半透膜，太小的质点没有丁达尔现象。

（2）大黄、金银花等中药的光学性质与电学性质同理可进行大黄、金银花等中药提取液的上述实验，并加以对比，将数据填入下表。

五、数据记录

1. 标准曲线数据记录

浓度（%）	0.1	0.2	0.3	0.4	0.5	0.6	0.7	0.8
电流（mA）								

以电流 I 为纵坐标，浓度 c 为横坐标作图。

注：利用该工作曲线所查出的浓度只能是近似的离子浓度，因为中药的成分很复杂，目前还不能确定真实浓度。

2. 透析液数据记录

时间（min）	1	5	10	15	20	25	30
电流（mA）							
相当浓度							

3. 其他样品数据

样品	溶液	透析时间（min）	电流（mA）	相当浓度
当归	原液	20		
	透析液	20		
大黄	原液	20		
	透析液	20		
金银花	原液	20		
	透析液	20		
自来水	–	–		
蒸馏水	–	–		

实验二十三　蛋白的盐析与变性

一、实验目的

了解蛋白质的盐析和变性的原理与方法。

二、实验原理

大分子溶液（蛋白）的浓度、大分子的形状、电解质（盐类）、pH、光、热、空气等都对大分子溶液的盐析有影响，这里我们主要讨论电解质的影响。

实验表明，发生盐析作用的主要原因是大分子与溶剂间的相互作用被破坏，即去水化而造成的。我们知道，在水溶液中离子都是水化的，大分子化合物中的分子也是这样，当在大分子溶液中加入适量的电解质后，一部分溶剂由于电解质的加入形成水化离子，使溶剂失去溶解大分子的性能，这样大分子物质被去水化。而大分子溶液的稳定性，主要靠包围在大分子外面的水化膜保护，一旦水化膜不能形成，则大分子溶液就要聚沉，这就是盐析现象。

大分子溶液发生盐析作用时，必须要足够多量的电解质加入，而且，电解质的去水化作用越强，其盐析能力就愈大，大分子溶液盐析生成的沉淀物有一个特点，就是这种沉淀在加入溶剂后能恢复成溶液。

蛋白质的变性多半是发生在具有球形结构的物质中，物理或化学的因素都可使蛋白发生变性。

蛋白变性最显著的特征是分子形状发生了根本的变化，这种改变一般是分两个阶段进行的。（见图23－1）

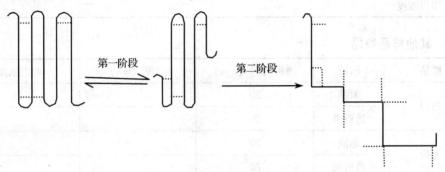

第一阶段　　　　　第二阶段

图23－1　蛋白的盐析与变性

第一阶段是局部的微弱的发生在分子外部，此时蛋白分子结构没有多大变化，故这个阶段的变性是可逆的。

第二阶段是全面的整个分子的变性，这个阶段的变性是不可逆的，如图23－1所示。

已变性的蛋白质，即丝状的线性分子很容易相互结合起来，形成整体的网状结构，使整个溶胶凝结成整块的冻状物。例如，将鸡蛋清加热（热变性）便可形成这样整块的冻状物。

三、仪器与试剂

仪器：150mL 烧杯 3 个，100mL 量筒 1 个，减压过滤器 1 套，离心机 1 台，离心管 2 支。
试剂：化学纯硫酸铵、鸡蛋清。

四、实验步骤

1. 将蛋清倾入烧杯中，将其搅匀，用减压过滤器过滤，将滤液分为二份。
2. 在一份滤液中逐次加入少量硫酸铵粉末，每次均要搅匀，直到粉末溶完再加第二次。当观察到溶液中析出细小的絮状蛋白沉淀，再加入硫酸铵粉末，在离心机中分离出沉淀，弃去溶液。在离心管内的沉淀再加上蒸馏水，搅拌之，观察沉淀是否溶解。

3. 将另一份滤液加热，则生成絮状蛋白沉淀。将沉淀加入蒸馏水，观察是否溶解。

五、结果处理

1. 记录实验现象，并作出所做实验发生了何种变化的结论。
2. 由实验结果说明盐析和变性的区别。

六、思考题

1. 不同价数的电解质离子是否具有不同的盐析能力？
2. 何为大分子溶液的盐析现象？何为其变性作用？

实验二十四　微乳液的制备及其一般性质实验

一、实验目的

1. 了解微乳状液与乳状液的性能差异。
2. 通过绘制拟三元相图，确定微乳的比例（配方）。
3. 掌握滴定法制备微乳的方法。

二、实验原理

纳米物质的独特性质使它在许多领域有着广阔发展前景。在药学领域，纳米技术可以显著提高药物的生物利用度，改变药物的体内分布形式，透过血脑屏障等等。让学生了解纳米系统的制备及其性能显然是势在必行。微乳状液简称微乳或纳米乳，是纳米分散系统形式之一。它既是一种液体纳米分散系，又是制备固体纳米粒的重要手段，既可以作为液体药物的一种纳米给药形式，也可以作为固体药物的载体。

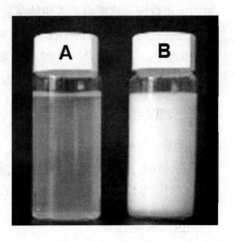

图 24 – 1　某药物的微乳与普通乳
A. 微乳　　B. 普通乳

微乳是两种互不相溶液体与双亲化合物组成的一种各向同性的、热力学稳定的、透明或半透明的胶体分散系统，如图 24 – 1 所示，它通常是由水、油、表面活性剂和助表面活性剂组成。根据热力学理论，乳状液不能自发形成。因此，要使一个油/水系统变成乳液，必须由外界作功，而微乳液却能自发形成，将油相、水相、乳化剂及助乳化剂按一定组成混合即可，不需剧烈振摇或搅拌，无须外界作功。微乳能自发形成的原因，目前一般认为在表面活性剂的存在下，油/水界面张力一般可下降到几个 mN/m，这时能形成普通乳状液。但在助表面活性剂（如醇）的存在下，根据多组分系统的 Gibbs 界面吸附公式：

$$-\mathrm{d}\sigma = \sum \Gamma_i \mathrm{d}\mu_i = \sum \Gamma_i RT\mathrm{d}\ln c_i$$

式中 σ 为油/水界面张力，Γ_i 为 i 组分在界面的吸附超量。μ_i 为 i 组分的化学位，c_i 为 i 组分在体相中的浓度。

可见助表面活性剂能在界面产生混合吸附，促使界面张力将进一步下降至超低 $(10^{-3} \sim 10^{-5}\mathrm{mN/m})$，直至产生瞬时负界面张力 $(\sigma < 0)$。由于负界面张力是不能存在的，因此系统将自发扩张界面，使更多的表面活性剂和助表面活性剂吸附于界面而使其体积浓度降低，直至界面张力恢复至零或微小的正值。

另一个重要的因素是质点的分散熵。形成微乳液时，分散相以很小的质点分散在另一相中，导致系统的熵增加。这一熵效应可以补偿因界面扩张而导致的自由能增加。

微乳液是一个多组分系统，通常为四元系统。通过改变系统的变量，分别能出现单相区、微乳区和双相区。这些相区边界的确定是微乳液研究中的一个重要方面，通常方法是向含乳化剂及助乳化剂的油相中不断滴加水，通过检测系统相行为的变化来确定边界点，然后绘制相图，确定微乳形成范围。相图是研究微乳液的最基本工具。

本实验是在确定的表面活性剂溶液浓度条件下，改变油相和表面活性剂溶液质量比，通过眼睛直接观察在滴加水过程中系统外观的变化，记下水体积数。随着油水质量比的变化，系统将产生出不同的相行为。理想的变化是：澄清透明的表面活性剂溶液 + 油的单相系统→透明或半透明的淡蓝色 W/O 微乳液→浑浊乳白色 W/O 乳液→澄清的单相系统→透明或半透明的淡蓝色 O/W 微乳液→浑浊乳白色 O/W 乳液，直至浑浊现象不再消失为止。虽然这是一个四组分系统，但表面活性剂与助乳化剂的比例是固定不变的，所以我们可将上述数据绘制成拟（或假）三元相图，从而得出微乳形成区域。

三、仪器与试剂

仪器：普通显微镜，超显微镜，离心机，恒温水浴锅，50mL 三角烧瓶 9 个，移液管 2mL、5mL、10mL 各 1 个，磁力搅拌器，25mL 酸式滴定管。

试剂：冬绿油（水杨酸甲酯）（CR），Tween80（CR），异丙醇（CR），二次蒸馏水。

四、实验步骤

1. 微乳区的测定

滴定：按 Tween80：异丙醇 = 1：1 混合，制备成混合表面活性剂溶液。按表 24 – 1 混合表面活性剂溶液体积（V_s）：冬绿油体积（V_o）= 1：9、2：8、3：7、…、7：3、8：2、9：1 取样，分别混合摇匀。编号分别为 1、2、3、…、9。可任取一系统，在搅拌下，滴加蒸馏水，分别将产生现象变化时水的临界体积数（V_c）记入下表（如系统由澄清变为淡蓝色乳光，由淡蓝色乳光转变为浑浊等）。依次将各样品滴完。

拟三元相图绘制：由表 24 – 1 中数据，计算上述各系统中油、水、混合表面活性剂溶液在临界点的体积分数，根据各物质百分比可绘制出三元相图，得到微乳形成区域。

2. 微乳和乳液制备

制备微乳液：取上述微乳区中任意一点，按其组成混合后稍加摇动，观察是否自发形成微乳。按同样的油、水及 Tween80 比，但无异丙醇，稍加摇动，观察能否形成乳液，然后再加以搅拌并制备该乳液。

3. 稳定性试验

取上述微乳液和乳液，分别置离心机内离心，以 3000～4000r/min 的转速，离心 10 分钟，观察分层现象。

取上述微乳液和乳液各 5mL，分置于两支 10mL 试管中，水浴加热，冷至室温，观察有无分层现象。

显微观察：取上述微乳和乳液，分别制片，置普通显微镜下观察，再将微乳置超显微镜下观察。

五、数据记录与处理

表 24－1 实验数据

编号	V_S/（mL）	V_O/（mL）	V_C/（mL）			
			澄清	混浊	乳光	混浊
1	1	9				
2	2	8				
3	3	7				
4	4	6				
5	5	5				
6	6	4				
7	7	3				
8	8	2				
9	9	1				

六、思考题

1. 什么是纳米分散系？
2. 微乳系统为什么能自发形成？

实验二十五 凝胶的制备和性质

一、实验目的

1. 了解作为实用胶体系统之一的凝胶的定义、一般制备原理及基本性质。
2. 通过实验掌握几种凝胶的制备方法，掌握影响胶凝作用的主要因素。

二、实验原理

凝胶是实用的胶体系统之一，在一定的条件下，胶体溶液中分散相质点（或大分子）相互交联形成网状结构，分散介质充填于网状结构之中构成半固体状物体，此种存在状态称为凝胶，凝胶具有固定的某种性质（如强度、弹性等），在外力作用下常又可使其不牢固的结构破坏而变得可以流动。因此，凝胶是介于固体和液体间分散系统存在的一种状态。

形成凝胶有两类方法：某些固态高分子化合物吸收良性溶剂后体积膨胀而形成凝胶；大分子溶液和溶胶在一定的条件下分散相相互交联而形成凝胶。前一类方法是某些系统可以发生无限膨胀，最后使高分子物质完全溶解。后一类方法是指具体条件有改变如温度、加入非溶剂、加入某些电解质、进行化学反应等等，但这些条件要控制适当，不使分散相以沉淀状态析出。

1. 胶凝作用

使大分子溶液或溶胶变为凝胶的过程称为胶凝作用。影响胶凝作用的主要因素有：溶液或溶胶的浓度、温度、加入电解质的性质和数量。随着浓度的增加，分散相质点间距离越小，大分子越易于缔合交联，从而易于形成凝胶。温度的影响比较复杂。一般而言，温度升高，加速分子和质点的热运动，减弱它们之间的作用，使胶凝作用困难。但是，有时温度的升高降低了溶胶的稳定性或高分子化合物的溶解度，从而促进了胶凝作用。

2. 触变作用

某些凝胶在外力（如摇匀等）作用下可变为液态，将此系统静置一段时间后又可自动地变为凝胶，这种现象称为触变作用。触变作用是由于外力使得凝胶分散相质点间形成的网状结构破坏，这种破坏了的结构又可在一定时间内自动恢复，因此触变作用受分散相的性质、分散介质的黏度、网状结构破坏程度等因素的影响。

3. 脱水收缩作用

凝胶中的分散介质分离出来的现象称为脱水收缩作用，经脱水收缩后的凝胶体积变小，变为浓缩胶。产生脱水收缩作用的原因是凝胶中分散相质点在外界条件作用（如加入某些电解质等）下相互靠近，从而将部分分散介质排除。

4. 凝胶中的扩散作用

和一般液体相似，凝胶也可以作为介质而在其中发生化学反应或进行扩散作用，凝胶的扩散速度与凝胶的浓度及扩散物的性质有关，凝胶浓度越大，扩散物分子越大，则扩散速度越慢。在凝胶中扩散作用的特点是没有对流与混合作用，当扩散物与凝胶中的某些物质发生反应，从而降低了此处附近凝胶中反应物的浓度，使得不能与扩散物反应生成连续的沉淀物。因此，在凝胶中发生沉淀反应时常出现一层层间歇性沉淀，每层间有无沉淀物区，这种沉淀图样称为 Liessgag 环。

三、仪器与试剂

仪器：烧杯、试管、锥形瓶、移液管、量筒、温度计、培养皿、表玻璃、研钵、布氏漏斗、玻璃漏斗。

试剂：甲基纤维素、琼脂、醋酸钙、无水乙醇、钒酸铵、盐酸、氯化钡、三氯化铁、氢氧化铵、克罗酊、明胶、氯化钾、氯化钠、硫酸钠、硫氰化钠、水玻璃、醋酸、动物胶、重铬酸钾、硝酸银、氯化铝、氯化镍。

四、实验步骤

1. 凝胶的制备

（1）改变温度法 在 50mL 烧杯中配制 10mL 约 2% 的甲基纤维素水溶液，在水浴上加热至 50℃~60℃，可得乳白色凝胶。

在 50mL 烧杯中加入约 0.1g 琼脂，再加入 20mL 水，在水浴上加热使琼脂完全溶解，在室温下冷却（不要搅拌），可得半透明凝胶。

（2）加入非溶剂法 在 20mL 试管中，加入 1mL 饱和醋酸钙水溶液，再迅速加入 9mL 无水乙醇，立即摇匀，生成凝胶状固体酒精。

（3）加入电解质法 用水解法制备氢氧化铁溶胶（制法见实验十六），将溶胶渗析 1~2 天，浓缩的浓度约为 5%~6%。在 6 支 10mL 试管中各加入 5mL 上述浓溶胶，分别滴加入 1、4、8、15、30、50、70mmol·L^{-1} 的氯化钾水溶液，迅速摇匀，静置，观察各试管中溶胶状态的变化。

2. 影响胶凝速度的因素

（1）电解质对凝胶胶凝速度的影响 配制 100mL10% 的明胶水溶液（在水浴上加热，使明胶完全溶解），在 4 个 100mL 烧杯中各加入约 60℃ 的明胶溶液 20mL，分别向其中加入 5mL 的水、1.25mol·L^{-1} 硫酸钠、2.5mol·L^{-1} 氯化钠、2.5mol·L^{-1} 硫氰化钠。各电解质在明胶溶液中的当量浓度相等。在室温下自然冷却，比较各溶液凝胶时间的长短。

（2）pH 对硅胶胶凝时间的影响 用酸中和硅酸钠可得到硅溶胶。在一定的条件下，硅溶胶可胶凝成硅凝胶。实验证明，硅溶胶的胶凝速度与 pH 间有复杂的关系：在强酸性溶液中，pH 越大胶凝速度越快，在弱酸性溶液中，pH 越大胶凝速度越慢；在 pH 为 7~9 之间胶凝速度最快；在碱性溶液中，pH 越大胶凝速度越慢。

在 10 个 50mL 烧杯中分别加入 4.25mol·L^{-1} 醋酸 1.7、1.9、2.1、2.4、2.7、3.0、3.3、3.6、3.9、4.2mL，再向各烧杯中补加蒸馏水，至总体积为 10mL。摇匀后，用快速移液管取 10mL 市售比重为 1.13~1.15 的水玻璃，加入第一个烧杯。当加入一半体积时开启秒表计量。加水玻璃时要摇动烧杯，使浓度均匀。待胶凝后记下胶凝时间。依相同的方法向其余 9 个烧杯中各加入 10mL 水玻璃，记下各自的胶凝时间，用 pH 试纸测试各烧杯中物体的 pH 值，作胶凝时间–pH 图。

3. 凝胶的性质

（1）溶液 pH 对明胶膨胀的影响 在 8 支 10mL 具塞量筒中各加入颗粒大小相同的明胶 2mL。在其上各加纯水和浓度为 $1×10^{-6}$、$1×10^{-5}$、$1×10^{-4}$、$1×10^{-3}$、$1×10^{-2}$、0.1、0.05mol·L^{-1} 的盐酸至满刻度。将量筒翻转 5 次，使明胶不结块。静置 1~2 小时，读出膨胀后明胶体积。作膨胀体积–pH 图。

（2）凝胶的熔点与凝固点 配制 5% 明胶水溶液 15mL，倒入薄壁试管中，在 600mL 烧杯中装满加热至 40℃~50℃ 的水，并在其中装一支温度计和搅拌棒。将装明胶的试管插入烧杯，搅拌烧杯中的水使自然降温。不时倾斜试管，当试管中明胶溶液不再流动时，烧杯中水的温度即为该浓度明胶溶液之凝固点。再用水浴以每 5 分钟升高 1℃的速度加热，测定该明胶凝胶的熔点。重复以上操作，至数据基本平行。

（3）凝胶中的化学反应　将 4g 动物胶和 0.1g 重铬酸钾完全溶于 100mL 热水中，所得溶液倒入干净的试管和大培养皿内，自然冷却成动物胶凝胶。另取 8% 硝酸银溶液，在试管内凝胶上加 2~3mL，在培养皿中的凝胶中心滴 5 滴。试管用塞子盖好，培养皿盖上表玻璃。隔 2~3 天后观察生成的 Liesegang 环。

（4）凝胶中扩散作用　在 800mL 烧杯中置市售水玻璃 200mL，加入 400mL 水冲稀，轻轻放入氯化铁、氯化钴、氯化镍小晶粒 2 颗，不时观察晶体漫生出的树枝状物质。这种现象是由于在晶粒表面生成了硅凝胶薄膜，水通过此凝胶薄膜的扩散速度远大于盐离子等的扩散速度，从而使凝胶膜中水量增加，最后导致凝胶膜破裂，破裂处又形成新的凝胶膜。如此不断进行下去，使晶体上"长"出树枝状物质。

五、结果处理

1. 认真观察、记录实验中的现象，对所得结果作出解释。
2. 按照要求作图。

六、思考题

1. 影响凝胶作用的主要因素有哪些？
2. 掌握凝胶的配制方法对药剂学有什么意义？

实验二十六　等电聚焦电泳法鉴别紫苏子及其混伪品

一、实验目的

1. 掌握等电聚焦电泳方法的原理。
2. 学习并初步掌握用聚丙烯酰胺凝胶等电聚焦法。
3. 应用该电泳方法鉴别中药紫苏子及其混伪品。

二、实验原理

等电聚焦（isoelectric focusing，简称 IEF）又称为聚焦电泳（focusing electrophoresis）。凝胶等电聚焦，一般是指用聚丙烯酰胺凝胶作抗对流介质，利用两性电解质载体"Ampholine"在直流电场能形成稳定的 pH 梯度，使具有不同等电点的混合样品（如蛋白质等）分开并浓缩即聚焦的一种电泳方法。

等电聚焦电泳中，常用的两性电解质 Ampholine 是脂肪族、多胺基、多羟基化合物的异构物和同系物的混合品，它们的等电点各不相同，又相互接近。其 pH 范围在 2.5~11 之间。在电泳过程中，Ampholine 被电极液限制在凝胶中，在电场的作用下，它们将按照其等电点，由大到小，从阴极到阳极自动排列，结果导致在凝胶内形成一个稳定而连续的 pH 梯度。

　　中药果实、种子和动物类药材富含蛋白质。这些蛋白质也属于两性电解质，它带电荷的性质和多少，随药材种类不同而异，并随其所处环境的 pH 而变化。在一个连续 pH 梯度中，若蛋白质处在 pH 值低于等电点的位置时，它带正电荷，在电场中向阴极方向泳动；若处在 pH 高于其等电点的位置时它带负电荷，在电场中向阳极泳动。这两种方向的泳动，实际上都是向与其等电点相同的 pH 位置迁移。在迁移过程中，所带的净电荷随环境 pH 的变化逐渐减少，泳动越来越慢，当迁移到与其等电点相同的 pH 位置时，净电荷减少到零，因此就停留在这个位置上，聚集在一起，这就是"聚焦"。各种不同等电点的蛋白质，最后都到达各自相应等电点的位置。示意图如图 26 - 1。

　　本实验利用 IEF 技术对紫苏子及混淆品荠苧子两者含有的蛋白质类成分进行分析，依据其电泳谱带的明显差异对两者作出准确鉴定。

三、仪器与试剂

　　仪器：ECP - 2000 型电泳仪；圆盘电泳槽见图 26 - 2。

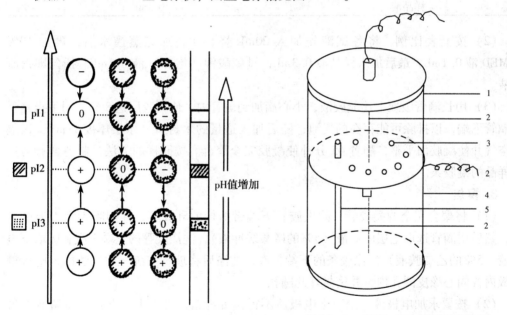

图 26 - 1　蛋白质在电场中等电聚焦示意图

图 26 - 2　DYY - 27A 型圆盘电泳槽
1. 上槽　2. 电极丝　3. 样品管孔　4. 下槽　5. 样品管

　　试剂：丙烯酰胺（简称 Acr）；甲叉双丙烯酰胺（简称 Bis）；过硫酸铵（简称 AP）；四甲基乙二胺（简称 TEMED）；考马斯亮蓝 R_{250}；两性电解质 Ampholine（pH 为 3.5 ～ 10）；5% 磷酸缓冲液；5% 乙二胺缓冲液；20% 三氯醋酸等。

四、实验步骤

1. 凝胶系统溶液的配制

（1）称取 Acr 30g，Bis 0.8g 于 100mL 容量瓶内定容至刻度，得 30.8% 的凝胶母液。

（2）饱和过硫酸铵（钾）溶液。

（3）10%的四甲基乙二胺溶液。取 5mL TEMED 液稀释至 50mL，得到 10%的 TEMED 溶液。

（4）样品溶液的配置。分别称取紫苏子和荸荠子 0.6g，置不同的研钵中研细，再加入生理盐水 5mL，用力研磨成匀浆并在离心机中（3500r/min）离心 15 分钟。取上清液装入半透膜进行透析脱盐（8~10 小时）（注意样品编号）。

2. 制胶

（1）将干净的细玻管（0.5cm×10cm）用带短玻棒的乳胶管封闭其下端，垂直立于玻管架上。

30.8% 凝胶母液	2mL
两性电解质	0.3mL
蒸馏水	3mL
10% TEMED	0.1mL
过硫酸钾（饱和）	0.1mL
样品液	0.3mL

（2）按上表比例，将各试液先加入 20mL 烧杯中，加完蒸馏水后，再加 10% TEMED 液 0.1mL，最后加入样品液 0.3mL，过硫酸钾（饱和）液 0.1mL。摇匀即得凝胶液。

（3）用长滴管吸取上述凝胶液，小心滴加到玻管内，使凝胶层达 8cm，用手指轻弹玻璃管下端，以排除可能存在的气泡，随后加入适量的水封口（水层厚度 1cm），以隔绝空气并使凝胶面平整，静置 45 分钟使凝胶完全聚合。按同样的方法，制备含有另一种样品的凝胶条。

3. 聚焦

（1）将聚合完全的凝胶管，除去胶管下端带短棒的乳胶管，并用吸管吸去上端的水，然后用滴管选取上层电极液（5%的磷酸缓冲液），洗涤胶管的上端 3 次，吸取下电极液（5%的乙二胺液）洗涤胶条的下端 3 次，洗涤后将玻管按统一的方法插入电极槽底板内各同心橡皮圆孔内，并密封好此圆孔。

（2）按要求加电极液，上、下电极液不得搞混弄错，排除上、下管口所留有的气泡，上电极槽内电极液要能浸没凝胶管，下电极槽使电极液浸入凝胶管 3/5 为宜。

（3）通电聚焦。按上（+）、下（-）接通电源，调整电流，使每管 3~3.5mA，聚焦 3 小时以上，直到电流变小且恒定在 0 的位置，切断电源。

（4）细心取出胶条，并注意标好凝胶条两端的极性。

4. 凝胶条的处理

将取出的胶条立即用 20%的三氯醋酸固定 30 分钟，则胶柱上就会出现样品蛋白质的"聚焦"谱带（为便于观察可用考马斯亮蓝 R_{250} 染色）。

（各校在选做此实验时所用药材可自行决定。根皮及果实种子类中药的样品液制备方法同本实验；动物类中药样品液制备时先需脱脂，使用前需透析）

五、结果处理

根据"聚焦"谱带的差异对紫苏子及混淆品作出鉴别。

六、思考题

1. 在 IEF 中，稳定的 pH 梯度是如何建立的？

2. IEF 中，为何可以把样品液混入凝胶母液，这样的点样方法有何优点？

3. IEF 中，当"聚焦"完成后继续进行一定时间的电泳，样品是否会"聚焦"到电极液中去？

第三章　物化实验技术与设备

第一节　液体黏度的测定

流体黏度是相邻流体层以不同速度运动时所存在内摩擦力的一种量度。

黏度分绝对黏度和相对黏度。绝对黏度有两种表示方法：动力黏度、运动黏度。动力黏度是指当单位面积的流层以单位速度相对于单位距离的流层流出时所需的切向力，用希腊字母 η 表示黏度系数（俗称黏度），其单位是帕斯卡秒，用符号 Pa·s 表示。运动黏度是液体的动力黏度与同温度下该液体的密度 ρ 之比，用符号 ν 表示，其单位是平方米·秒$^{-1}$（$m^2 \cdot s^{-1}$）。

相对黏度系某液体黏度与标准液体黏度之比，无量纲。

化学实验室常用玻璃毛细管黏度计测量液体黏度。此外，恩格勒黏度计、落球式黏度计、旋转式黏度计等也广泛使用。

一、毛细管黏度计

有乌氏黏度计和奥式黏度计。这两种黏度计都比较精确，使用方便，适合于测定液体黏度和高聚物相对摩尔质量。

1. 玻璃毛细管黏度计的使用原理

测定黏度时通常测定一定体积的流体经一定长度垂直的毛细管所需的时间，然后根据泊塞耳（Poiseuille）公式计算其黏度。

$$\eta = \frac{\pi p r^4 t}{8Vl} \qquad (1-1)$$

式中 V 为时间 t 内流经毛细管的液体体积；p 为管两端的压力差；r 为毛细管半径；l 为毛细管长度。

直接由实验测定液体的绝对黏度是比较困难的。通常采用测定液体对标准液体（如水）的相对黏度，已知标准液体的黏度就可以标出待测液体的绝对黏度。

假设相同体积的待测液体和水，分别流经同一毛细管黏度计，则

$$\eta_{待} = \frac{\pi r^4 p_1 t_1}{8Vl}$$

$$\eta_{水} = \frac{\pi r^4 p_2 t_2}{8Vl}$$

两式相比得

$$\frac{\eta_{待}}{\eta_{水}} = \frac{p_1 t_1}{p_2 t_2} = \frac{hg\rho_1 t_1}{hg\rho_2 t_2} = \frac{\rho_1 t_1}{\rho_2 t_2} \qquad (1-2)$$

式中 h 为液体流经毛细管的高度，ρ_1 为待测液体的密度，ρ_2 为水的密度。

因此，用同一根玻璃毛细管，在相同的条件下，两种液体的黏度比即等于它们的密度与流经时间的乘积比。若将水作为已知黏度的标准液（其黏度和密度可查阅有关工具书），则通过式（1-2）可计算出待测液体的绝对黏度。

2. 乌氏黏度计

乌氏黏度计的外形各异，但基本的构造如图1-1所示，其使用方法参看"实验二十一"。

3. 奥氏黏度计

奥氏黏度计的结构如图1-2所示，适用于测定低黏滞性液体的相对黏度，其操作方法与乌氏黏度计类似。但是，由于乌氏黏度计有一支管3，测定时管1中的液体在毛细管下端出口处与管2中的液体断开，形成了气承悬液柱。这样液体下流时所受压力差 ρgh 与管2中液面高度无关，即与所加的待测液的体积无关，故可以在黏度计中稀释液体。而奥氏黏度计测定时，标准液和待测液的体积必须相同，因为液体下流时所受的压力差 ρgh 与管2中液面高度有关。

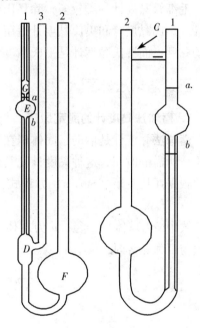

图1-1　乌式黏度计　　图1-2　奥式黏度计

4. 使用玻璃毛细管黏度计注意事项

（1）黏度计必须洁净，先用经2号砂芯漏斗滤过的洗液浸泡一天。如用洗液不能洗干净，则改用5%的氢氧化钠乙醇溶液浸泡，再用水冲净，直至毛细管壁不挂水珠。洗干净的黏度计置于110℃的烘箱中烘干。

（2）黏度计使用完毕，立即清洗，特别是测定高聚物时，要注入纯溶剂浸泡，以免残存的高聚物黏结在毛细管壁上而影响毛细管孔径，甚至堵塞。清洗后在黏度计内注满蒸馏水并加塞，防止落进灰尘。

（3）黏度计应垂直固定在恒温槽内，因为倾斜会造成液位差变化，引起测量误差，同时会使液体流经时间 t 变大。

（4）液体的黏度与温度有关，一般温度变化不超过 $\pm 0.3℃$。

（5）毛细管黏度计的毛细管内径选择，可根据所测物质的黏度而定，毛细管内径太细，容易堵塞，太粗测量误差较大，一般选择测水时流经毛细管的时间大于100秒，在 120 秒左右为宜。表 1 – 1 是乌氏黏度计的有关数据。

表 1 – 1   乌氏黏度计有关数据

毛细管内径 （mm）	测定球容积 （mL）	毛细管长 （mm）	常　　数 （k）	测量范围 （$10^{-6}m^2 \cdot s^{-1}$）
0.55	5.0	90	0.01	1.5 ~ 10
0.75	5.0	90	0.03	5 ~ 30
0.90	5.0	90	0.05	10 ~ 50
1.10	5.0	90	0.50	20 ~ 100
1.60	5.0	90	0.50	100 ~ 500

毛细管黏度计种类较多，除乌氏黏度计和奥氏黏度计外，还有平氏黏度计和芬氏黏度计，乌氏黏度计和奥氏黏度计适用于测定相对黏度，平氏黏度计适用于测石油产品的运动黏度，而芬氏黏度计是平氏黏度计的改良，其测量误差小。

二、落球法黏度计

1. 落球法黏度计的测定原理

落球法黏度计是借助于固体球在液体中运动受到黏度阻力，测定球在液体中落下一定距离所需的时间，这种黏度计尤其适用于测定具有中等黏性的透明液体。

根据斯托克斯（Stokes）方程式：

$$F = 6\pi r \eta \nu \tag{1-3}$$

式中 r 为球体积半径，ν 为球体下落速度，η 为液体黏度，在考虑浮力校正之后，重力与阻力相等时：

$$\frac{4}{3}\pi r^3 (\rho_s - \rho) g = 6\pi r \eta \nu \tag{1-4}$$

故

$$\eta = \frac{2gr^2 (\rho_s - \rho)}{9\nu} \tag{1-5}$$

式中 ρ_s 为球体密度，ρ 为液体密度，g 为重力加速度。

落球速度可由球降落距离 h 除以时间 t 而得：$\nu = \dfrac{h}{t}$ 代入（1 – 5）式得

$$\eta = \frac{2gr^2 t}{9h}(\rho_s - \rho) \tag{1-6}$$

当 h 和 r 为定值时则得：

$$\eta = kt(\rho_s - \rho) \tag{1-7}$$

式中 k 为仪器常数，可用已知黏度的液体测得。

落球法测相对黏度的关系式为：

$$\frac{\eta_1}{\eta_2} = \frac{(\rho_s - \rho_1) \, t_1}{(\rho_s - \rho_2) \, t_2} \tag{1-8}$$

式中 ρ_1、ρ_2 分别为液体 1 和 2 的密度；t_1、t_2 分别为球落在液体 1 和 2 中落下一定距离所需的时间。

2. 落球式黏度计的测定方法

落球式黏度计如图 1-3 所示，其测试方法如下。

①用游标卡尺量出钢球的平均直径，计算球的体积。

称量若干个钢球，由平均体积和平均质量计算钢球的密度 ρ_s。

②将标准液（如甘油）注入落球管内并高于上刻度线 a。将落球管放入恒温槽内，使其达到热平衡。

③钢球从黏度上圆柱管落下，用停表测定钢球由 a 落到刻度 b 所需时间。重复 4 次，计算平均时间。

④将落球黏度计处理干净，按照上述测定方法测待测液体。

⑤标准液体的密度和黏度可从有关工具书中查得，待测液的密度用比重瓶法测得。

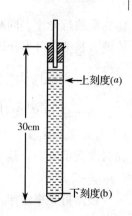

图 1-3 落球式黏度

落球式黏度计测量范围较宽，用途广泛，尤其适合于测定较高透明度的液体。但对钢球的要求较高，钢球要光滑而圆，另外要防止球从圆柱管下落时与圆柱管的壁相碰，造成测量误差。

第二节 折光率的测定

折光率是物质的重要物理常数之一，测定物质的折光率可以定量地求出该物质的浓度或纯度。

一、物质的折光率与物质浓度的关系

许多纯的有机物质具有一定的折光率，如果纯的物质中含有杂质，其折光率将发生变化，偏离了纯物质的折光率，杂质越多，偏离越大。纯物质溶解在溶剂中折光率也发生变化，如蔗糖溶解在水中浓度愈大，折光率越大，所以通过测定蔗糖水溶液的折光率，也就可以定量地测出蔗糖水溶液的浓度。异丙醇溶解在环己烷中，浓度愈大其折光率愈小。折光率的变化与溶液的浓度、测定温度、溶剂、溶质的性质以及它们的折光率等因素有关，当其他条件固定时，一般情况下当溶质的折光率小于溶剂的折光率时，浓度愈大，折光率愈小。反之亦然。

测定物质的折光率，可以测定物质的浓度，其方法如下：

（1）制备一系列已知浓度的样品，分别测定各浓度的折光率。

（2）以浓度 c 与折光率 n_d^t 作图得一工作曲线。

（3）测未知浓度样品的折光率，在工作曲线上可以查得未知浓度样品的浓度。

用折光率测定样品的浓度所需试样量少，操作简单方便，读数准确。

通过测定物质的折光率，还可以算出某些物质的摩尔折光率，反映极性分子的偶极矩，从而有助于研究物质的分子结构。

实验室常用的阿贝（Abbe）折光仪，它既可以测定液体的折光率，也可以测定固体物质的折光率，同时可以测定蔗糖溶液的浓度。其结构外形如图 2-1 所示。

二、阿贝折射仪的结构原理

当一束单色光从介质 Ⅰ 进入介质 Ⅱ（两种介质的密度不同）时，光线在通过界面时改变了方向，这一现象称为光的折射，如图 2-2 所示。

根据折光率定律入射角 i 和折射角 r 的关系为：

$$\frac{\sin i}{\sin r} = \frac{n_{\text{Ⅱ}}}{n_{\text{Ⅰ}}} = n_{\text{Ⅰ,Ⅱ}} \qquad (2-1)$$

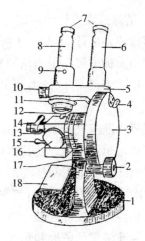

图 2-1　阿贝折光仪

1. 底座　2. 棱镜转动手轮

3. 圆盘（内有刻度板）　4. 小反光镜　5. 支架

6. 读数镜筒　7. 目镜　8. 望远镜筒

9. 刻度调节螺丝　10. 阿米西棱镜手轮（消色散调节螺丝）

11. 色散值刻度圈　12. 棱镜锁紧扳手

13. 棱镜组　14. 温度计座　15. 恒温器接头

16. 保护罩　17. 主轴　18. 反光镜

式中 $n_{\text{Ⅰ}}$、$n_{\text{Ⅱ}}$ 分别为介质 Ⅰ 和介质 Ⅱ 的折光率；$n_{\text{Ⅰ,Ⅱ}}$ 为介质 Ⅱ 对介质 Ⅰ 的相对折光率。

若介质 Ⅰ 为真空，因规定 $n = 1.00000$，故 $n_{\text{Ⅰ,Ⅱ}} = n_{\text{Ⅱ}}$ 为绝对折光率。但介质 Ⅰ 通常用空气，空气的绝对折光率为 1.00029，这样得到的各物质的折光率称为常用折光率，也可称为对空气的相对折光率。同一种物质的两种折光率表示法之间的关系为：

$$绝对折光率 = 常用折光率 \times 1.00029$$

由式（2-1）可知，当 $n_{\text{Ⅰ}} < n_{\text{Ⅱ}}$ 时，折射角 r 则恒小于入射角 i。当入射角增大到 90°时，折射角也相应增大到最大值 r_c，r_c 称为临界角。此时介质 Ⅱ 中从 OY 到 OA 之间有光线通过为明亮区，而 OA 到 OX 之间无光线通过为暗区，临界角 r_c 决定了半明半暗分界线的位置。当入射角 i 为 90°时，式（2-1）可写为：

$$n_{\text{Ⅰ}} = n_{\text{Ⅱ}} \sin r_c \qquad (2-2)$$

因而在固定一种介质时，临界折射角 r_c 的大小与被测物质的折光率呈简单的函数关系，阿贝折射仪就是根据这个原理而设计的。图 2-3 是阿贝折射仪光学系统的示意图。

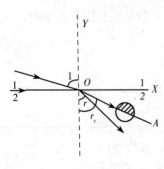

图 2-2　光的折射

它的主要部分是由两块折光率为 1.75 的玻璃直角棱镜构成。辅助棱镜的斜面是粗糙的毛玻璃，测量棱镜是光学平面镜。两者之间约有 0.1～0.15mm 厚度空隙，用于装待测液体，并使液体展开成一薄层。当光线经过反光镜反射至辅助棱镜的粗糙表面时，发生漫散射，以各种角度透过待测液体，因而从各个方向进入测量棱镜而发生折射。其折射角都落在临界角 r_c 之内，因为棱镜的折光率大于待测液体的折光率，因此入射角从 0°～90°的光线都通过测量棱镜发生折射。具有临界角 r_c 的光线从测量棱镜出来反射到目镜上，此时若将目镜十字线调节到适当位置，则会看到目镜上呈半明半暗状态。折射光都应落在临界角 r_c 内，成为亮区，其他为暗区，构成了明暗分界线。

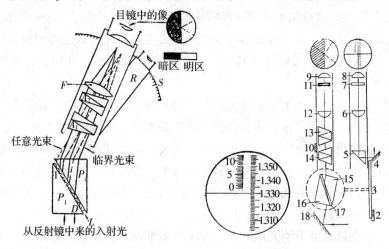

图 2 – 3　光的行程

P₁ – 折射拨镜　　P₁ – 辅助拨镜　　A1、A2 – 阿米西拨镜

F – 聚焦透镜　　L – 液体层　　R – 转动臂　　S – 标尺

由式（2 – 2）可知，若棱镜的折光率 $n_{棱}$ 为已知，只要测定待测液体的临界角 r_c，就能求得待测液体的折光率 $n_{液}$。事实上测定 r_c 值很不方便，当折射光从棱镜出来进入空气又产生折射，折射角为 r_c'。$n_{液}$ 与 r_c' 间有如下关系：

$$n_{液} = \sin\beta \sqrt{n_{棱}^2 - \sin^2 r_c'} - \cos\beta \sin r_c' \qquad (2 – 3)$$

式中 β 为常数；$n_{棱} = 1.75$。

测出 r_c' 即可求出 $n_{液}$。由于设计折射仪时已经把读数 r_c' 换算成 $n_{液}$ 值，只要找到明暗分界线使其与目镜中的十字线吻合，就可以从标尺上直接读出液体的折光率。

阿贝折射仪的标尺上除标有 1.300 ～ 1.700 折光率数值外，在标尺旁还标有 20℃糖溶液的百分浓度的读数，可以直接测定糖溶液的浓度。

在指定的条件下，液体的折光率因所用单色光的波长不同而不同。若用普通白光作光源（波长 4000Å ～ 7000Å），由于发生色散而在明暗分界线处呈现彩色光带，使明暗交界不清楚，故在阿贝折射仪中还装有两个各由三块棱镜组成的阿密西（Amici）棱镜作为消色棱镜（又称补偿棱镜）。通过调节消色散棱镜，使折射棱镜出来的色散光线消失，使明暗分界线完全清楚，这时所测的液体折光率相当于用钠光 D 线（5890Å）所测得的折光率 n_D。

三、阿贝折射仪的使用方法

将阿贝折射仪放在光亮处，但避免阳光直接曝晒。用超级恒温槽将恒温水通入棱镜夹套内，其温度以折射仪上温度计读数为准。

扭开测量棱镜和辅助棱镜的闭合旋钮，并转动镜筒，使辅助棱镜斜面向上，若测量棱镜和辅助棱镜表面不清洁，可滴几滴丙酮，用擦镜纸顺单一方向轻擦镜面（不能来回擦）。

用滴管滴入 2~3 滴待测液体于辅助棱镜的毛玻璃面上（滴管切勿触及镜面），合上棱镜，扭紧闭合旋钮。若液体样品易挥发，动作要迅速，或将两棱镜闭合，从两棱镜合缝处的一个加液小孔中注入样品（特别注意不能使滴管折断在孔内，以致损伤棱镜镜面）。

转动镜筒使之垂直，调节反射镜使入射光进入棱镜，同时调节目镜的焦距，使目镜中十字线清晰明亮。再调节读数螺旋，使目镜中呈半明半暗状态。

调节消色散棱镜至目镜中彩色光带消失，再调节读数螺旋，使明暗界面恰好落在十字线的交叉处。如此时又呈现微色散，必须重调消色散棱镜，直到明暗界面清晰为止。

从望远镜中读出标尺的数值即 n_D，同时记下温度，则 n_D^t 为该温度下待测液体的折光率。每测一个样品都要测 3 次，3 次误差不超过 0.0002，然后取平均值。

测试完后，在棱镜面上滴几滴丙酮，并用擦镜纸擦干。最后用两层擦镜纸夹在两镜面间，以防镜面损坏。

对有腐蚀性的液体如强酸、强碱以及氟化物，不能使用阿贝折射仪测定。

四、阿贝折射仪的校正

折射仪的标尺零点有时会发生移动，因而在使用阿贝折射仪前需用标准物质校正其零点。

折射仪出厂时附有一已知折光率的"玻块"，一小瓶 α - 溴萘。滴 1 滴 α - 溴萘在玻块的光面上，然后把玻块的光面附着在测量棱镜上，不需合上辅助棱镜，但要打开测量棱镜背的小窗，使光线从小窗口射入，就可进行测定。如果测得的值与玻块的折光率值有差异，此差值为校正值，也可以用钟表螺丝刀旋动镜筒上的校正螺丝进行调整，使测得值与玻块的折光率相等。

这种校正零点的方法，也是使用该仪器测定固体折光率的方法，只是将被测固体代替玻块进行测定。

在实验室一般用纯水作标准物质（$n_D^{25} = 1.3325$）来校正零点。在精密测量中，须在所测量的范围内用几种不同折光率的标准物质进行校正，考察标尺刻度间距是否正确，把一系列的校正值画成校正曲线，以供测量对照校正。

五、温度和压力对折光率的影响

液体的折光率是随温度变化而变化的，多数液态的有机化合物当温度每增高 1℃ 时，其折光率下降 $3.5 \times 10^{-4} \sim 5.5 \times 10^{-4}$。纯水的折光率在 15℃ ~ 30℃ 之间，温度每增高 1℃，其折光率下降 1×10^{-4}。若测量时要求准确度为 $\pm 1 \times 10^{-4}$，则温度应控制在 $t℃ \pm 0.1℃$，此时阿贝折射仪需要有超级恒温槽配套使用。

压力对折光率有影响，但不明显，只有在很精密的测量中，才考虑压力的影响。

六、阿贝折射仪的保养

仪器应放置在干燥、空气流通的室内，防止受潮后光学零件发霉。

仪器使用完毕后要做好清洁工作，并将仪器放入箱内，箱内放有干燥剂硅胶。

经常保持仪器清洁，严禁油手或汗手触及光学零件。如光学零件表面有灰尘，可用高级麂皮或脱脂棉轻擦后，再用洗耳球吹去。如光学零件表面有油垢，可用脱脂棉蘸少许汽油轻擦后再用二甲苯或乙醚擦干净。

仪器应避免强烈振动或撞击，以防止光学零件损伤而影响精度。

附：简单的阿贝折光仪的使用方法

利用阿贝折光仪测 30℃（或 25℃）的无水乙醇 – 环己烷标准溶液折光率。

1. 由于液体折光率随温度而变化，测量时需记录液体的温度。本仪器与超级恒温槽连接。

2. 仪器调整。在开始使用阿贝折光仪测量之前，必须先用标准玻璃块校正折光率读数。方法是将本仪器所附带的标准玻璃块的抛光面上加一滴溴代萘，然后把它贴在折射棱镜的抛光面上，标准玻璃块抛光面的一端应向上，以接受光线。转动棱镜手轮 2 使读数镜内的折光率指示值恰好为标准玻璃块上所标的折光率值。此时从望远镜中观察明暗。

分界线是否正好过十字叉丝的交点，若有偏差，则用仪器附带的方孔扳手，转动刻度调节螺丝 9，使分界限位于十字叉丝交点上，以后不可再动。这一工作一般由实验室完成。

阿贝折光仪的光学系统由望远系统和读数系统两部分组成。

3. 在用阿贝折光仪测量液体折光率前，必须先将进光棱镜及折射棱镜用脱脂棉蘸酒精擦拭干净，以免影响测量精度，待干燥后再用。

4. 调节反光镜 18，使望远镜视场明亮。加 2 ~ 3 滴待测液体在进光棱镜的磨砂面上，并锁紧。（若溶液易挥发，须在棱镜组侧面的一个小孔内加以补充）。

5. 在望远镜筒中观察彩色视场，转动手轮 10 消除色散，使界限黑白分明。然后旋转手轮 2，使视场中的分界线恰好过十字叉丝交点。

6. 在读数镜筒中，读出分划板中横线在右边刻度所指示的数据，即为待测液体的折光率 n'，并记录。重复测量 3 次，求待测液体的折光率的平均值和误差。

7. 仪器应置于干燥、空气流通的室内，防止受潮，否则光学零件容易发霉。

8. 仪器使用完毕后，必须做好清洁工作并放入箱内。木箱内应储存有干燥剂，防止湿气及灰尘侵入。

9. 经常保持仪器清洁，严禁油手或汗手触及光学零件。

第三节　旋光度的测定

许多物质具有旋光性，如石英晶体、酒石酸晶体及蔗糖、葡萄糖、果糖的溶液等。当平面偏振光线通过具有旋光性的物质时，它们可以将偏振光的振动面旋转某一角度，使偏振光的振动面向左旋的物质称左旋物质，向右旋的称右旋物质。因此通过测定物质旋光度的方向和大小，可以鉴定物质、检测浓度。

一、旋光度与物质浓度的关系

旋光物质的旋光度，除了取决于旋光物质的本性外，还与测定温度、光经过物质的厚度、光源的波长等因素有关，若被测物质是溶液，当光源波长、温度、溶液厚度恒定时，其旋光度与溶液的浓度成正比。

1. 测定旋光物质的浓度

先将已知浓度的样品按一定比例稀释成若干不同浓度的试样，分别测出其旋光度。然后以横轴为浓度，纵轴为旋光度，绘成 c – α 曲线。然后取未知浓度的样品测其旋光度，在 c – α 曲线上查出该样品的浓度。

2. 根据物质的比旋光度测出物质的浓度

物质的旋光度由于实验条件的不同有很大的差异，所以提出了物质的比旋光度。规定以钠光 D 线作为光源，温度为 20℃，样品管长为 10cm，浓度为每立方厘米中含有 1g 旋光物质，此时所产生的旋光度，即为该物质的比旋光度，通常用符号 $[\alpha]_D^t$ 表示。D 表示光源，t 表示温度。

$$[\alpha]_D^t = \frac{\alpha \times 100}{lc} \qquad\qquad (3-1)$$

比旋光度是度量旋光物质旋光能力的一个常数。

根据被测物质的比旋光度，可以测出该物质的浓度，其方法如下：

①从相关工具书上查出被测物质的比旋光度 $[\alpha]_D^t$。

②选择一定长度（最好 10cm）的旋光管。在 20℃ 时测出未知浓度样品的旋光度，代入（3-1）式即可求出浓度 c。

测定旋光度的仪器通常使用旋光仪。

二、旋光仪的构造和测试原理

普通光源发出的光称自然光，其光波在垂直于传播方向的一切方向上振动，如果我们借助某种方法，从这种自然聚集体中挑选出只在平面内的方向上振动的光线，这种光线称为偏振光。尼柯尔（Nicol）棱镜就是根据这一原理设计的。旋光仪的主体是两块尼柯尔棱镜，尼柯尔棱镜是将方解石晶体沿一对角面剖成两块直角棱镜，再由加拿大树脂沿剖面黏合起来。如图3-1，当光线进入棱镜后，分解为两束相互垂直的平面偏振光，一束折光率为 1.658 的寻常光，一束折光率为 1.486 的非寻常光，这两束光线到达

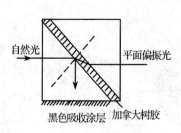

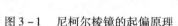

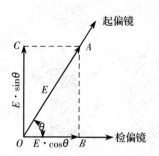

图 3 - 1 尼柯尔棱镜的起偏原理　　图 3 - 2 偏振光强度

方解石与加拿大树脂黏合面上时折射率为 1.658 的一束光线就被全反射到棱镜的底面上（因加拿大树脂的折光率为 1.550）。若底面是黑色涂层，则折光率为 1.658 的寻常光将被吸收，折光率为 1.486 的非寻常光则通过树脂而不产生全反射现象，就获得了一束单一的平面偏振光。用于产生偏振光的棱镜称起偏镜，从起偏镜出来的偏振光仅限于在一个平面上振动。假如再有另一个尼柯尔棱镜，其透射面与起偏镜的透射面平行，则起偏镜出来的一束光线也必能通过第二个棱镜，第二个棱镜称检偏镜。若起偏镜与检偏镜的透射面相互垂直，则由起偏镜出来的光线完全不能通过检偏镜。如果起偏镜和检偏镜的两个透射面的夹角（θ 角）在 0° ~ 90°之间，则由起偏镜出来的光线部分透过检偏镜，如图 3 - 2 所示。一束振幅为 E 的 OA 方向的平面偏振光，可以分解成为互相垂直的两个分量，其振幅分别为 $E\cos\theta$ 和 $E\sin\theta$。但只有与 OB 重合的具有振幅为 $E\cos\theta$ 的偏振光才能透过检偏镜，透过检偏镜的振幅为 $OB = E\cos\theta$，由于光的强度 I 正比于光的振幅的平方，因此：

$$I = OB^2 = E^2\cos^2\theta = I_0\cos^2\theta \qquad (3-2)$$

式中 I 为透过检偏镜的光强度；I_0 为透过起偏镜的光强度。当 $\theta = 0°$时，$E\cos\theta = E$，此时透过检偏镜的光最强。当 $\theta = 90°$，时，$E\cos\theta = 0$，此时没有光透过检偏镜，光最弱。旋光仪就是利用透光的强弱来测定旋光物质的旋光度。

旋光仪的光学系统示意图如图 3 - 3 所示。

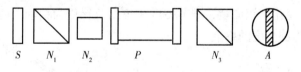

图 3 - 3 旋光仪光学系统

图中，S 为钠光光源，N_1 为起偏镜，N_2 为一块石英片，N_3 为检偏镜，P 为旋光管（盛放待测溶液），A 为目镜的视野，N_3 上附有刻度盘，当旋转 N_3 时，刻度盘随同转动，其旋转的角度可以从刻度盘上读出。

若转动 N_3 的透射面与 N_1 的透射面相互垂直，则在目镜中观察到视野呈黑暗。若在旋光管中盛以待测溶液，由于待测溶液具有旋光性，必须将 N_3 相应旋转一定的角度 α，目镜中才会又呈黑暗，α 即为该物质的旋光度。但人们的视力对鉴别二次全黑相同的误差较大（可差 4° ~ 6°），因此设计了一种三分视野或二分视野，以提高人们观察的精确度。

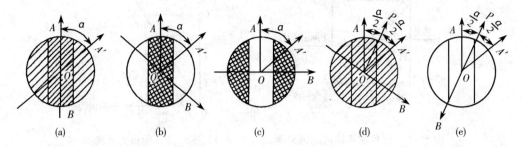

图 3 – 4　旋光仪的测量原理

为此，在 N_1 后放一块狭长的石英片 N_2，其位置恰巧在 N_1 中部。石英片具有旋光性，偏振光经 N_2 后偏转了一角度 α，在 N_2 后观察到的视野如图 3 – 4（a）。OA 是经 N_1 后的振动方向，OA' 是经 N_1 后再经 N_2 后的振动方向，此时视野左右两侧亮度相同，而与中间不同，α 角称为半荫角。如果旋转 N_3 的位置使其透射面 OB 与 OA' 垂直，则经过石英片 N_2 的偏振光不能透过 N_3。目镜视野中出现中部黑暗而左右两侧较亮，如图 3 – 4（b）所示。若旋转 N_3 使 OB 与 OA 垂直，则目镜视野中部较亮而两侧黑暗，如图 3 – 4（c）所示。如调节 N_3 位置使 OB 的位置恰巧在图 3 – 4（c）和（b）的情况之间，则可以使视野三部分明暗相同如图 3 – 4（d）所示。此时 OB 恰好垂直于半荫角的角平分线 OP。由于人们视力对选择明暗相同的三分视野易于判断，因此在测定时先在 P 管中盛无旋光性的蒸馏水，转动 N_3，调节三分视野明暗度相同，此时的读数作为仪器的零点。当 P 管中盛具有旋光性的溶液后，由于 OA 和 OA' 的振动方向都被转动过某一角度，只有相应地把检偏镜 N_3 转动某一角度，才能使三分视野的明暗度相同，所得读数与零点之差即为被测溶液的旋光度。测定时若需将检偏镜 N_3 顺时针方向转某一角度，使三分视野明暗相同，则被测物质为右旋。反之则为左旋，常在角度前加负号表示。

若调节检偏镜 N_3 使 OB 与 OP 重合，如图 3 – 4（e）所示，则三分视野的明暗也应相同，但是 OA 与 OA' 在 OB 上的光强度比 OB 垂直 OP 时大，三分视野特别亮。由于人们的眼睛对弱亮度变化比较灵敏，调节亮度相等的位置更为精确，所以总是选取 OB 与 OP 垂直的情况作为旋光度的标准。

三、旋光度的测定

1. 旋光仪零点校正

把旋光管一端的管盖旋开（注意盖内玻片，以防跌碎），洗净旋光管，用蒸馏水充满，使液体在管口形成一凸出的液面，然后沿管口将玻片轻轻推入盖好（旋光管内不能有气泡，以免观察时视野模糊）。旋紧管盖，用干净纱布擦干旋光管外面及玻片外面的水渍。把旋光管放入旋光仪中，打开电源，预热仪器数分钟。旋转刻度盘直至三分视野中明暗度相等为止，以此为零点。

2. 旋光度的测定

把具有旋光性的待测溶液装入旋光管，按上法进行测定，记下测得的旋光数据。

四、自动指示旋光仪结构及测试原理

目前国内生产的旋光仪，其三分视野检测、检偏镜角度的调整，采用光电检测器，通过电子放大及机械反馈系统自动进行，最后数字显示，这种仪器具有体积小、灵敏度高、读数方便、能减少人为的观察三分视野明暗度相等时产生的误差的特点，对低旋光度样品也能适应。

WZZ－2 自动数字显示旋光仪，其结构原理如图 3－5 所示。

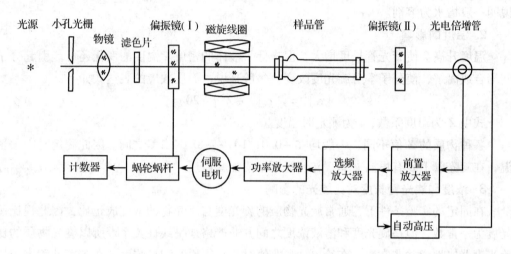

图 3－5　WZZ－2 自动数字显示旋光仪结构原理图

该仪器以 20W 钠光灯作光源，由小孔光栅和物镜组成一个简单的光源平行光管，平行光经偏振镜（Ⅰ）变为平面偏振光，当偏振光经过有法拉第效应的磁旋线圈时，其振动面产生 50 赫兹的一定角度的往复摆动。通过样品后偏振光振动面旋转一个角度，光线经过偏振镜（Ⅱ）投射到光电倍增管上，产生交变的电讯号，经功率放大器放大后显示读数。仪器示数平衡后，伺服电机通过涡轮涡杆将偏振镜（Ⅰ）反向转过一个角度，补偿了样品的旋光度，仪器回到光学零点。

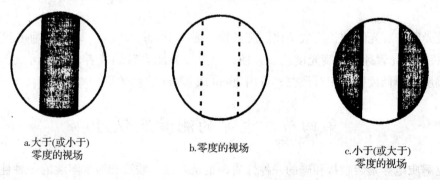

图 3－6　WXG－4 型旋光仪的零度视场

五、影响旋光度测定的因素

1. 溶剂的影响

旋光物质的旋光度主要取决于物质本身的构型。另外，与光线透过物质的厚度，测量时所用的光的波长和温度有关。被测物质是溶液，则影响因素还包括物质的浓度，溶剂可能也有一定的影响，因此旋光物质的旋光度，在不同的条件下，测定结果往往不一样。由于旋光度与溶剂有关，故测定比旋光度 $[\alpha]_\lambda^t$ 值时，应说明使用什么溶剂，如不说明一般指水为溶剂。

2. 温度的影响

温度升高会使旋光管长度增大，但降低了液体的密度。温度的变化还可能引起分子间缔合或离解，使分子本身旋光度改变。一般来说，温度效应的表达式如下：

$$[\alpha]_\lambda^t = [\alpha]_\lambda^{20} + Z(t-20) \tag{3-3}$$

式中 Z 为温度系数；t 为测定时温度。

各种物质的 Z 值不同，一般均在 $-0.01/1℃ \sim -0.04/1℃$ 之间。因此测定时必须恒温，在旋光管上装有恒温夹套，与超级恒温槽配套使用。

3. 浓度和旋光管长度对比旋光的影响

在固定的实验条件下，通常旋光物质的旋光度与旋光物的浓度成正比，因此视比旋光度为一常数，但是旋光度和溶液浓度之间并非严格地呈线性关系，所以旋光物质的比旋光度严格地说并非常数，在给出 $[\alpha]_\lambda^t$ 值时，必须说明测量浓度，在精密的测定中比旋光度和浓度之间的关系一般可采用拜奥特（Biot）提出的三个方程式之一表示：

$$[\alpha]_\lambda^t = A + Bq \tag{3-4}$$

$$[\alpha]_\lambda^t = A + Bq + Cq^2 \tag{3-5}$$

$$[\alpha]_\lambda^t = A + \frac{Bq}{C+q} \tag{3-6}$$

式中 q 为溶液的百分浓度；A、B、C 为常数。式（3-4）代表一条直线，式（3-5）为一抛物线，式（3-6）为双曲线。常数 A、B、C 可从不同浓度的几次测量中加以确定。

旋光度与旋光管的长度成正比。旋光管一般有 10cm、20cm、22cm 三种长度。使用 10cm 长的旋光管计算比旋光度比较方便，但对旋光能力较弱或者较稀的溶液，为了提高准确度，降低读数的相对误差，可用 20cm 或 22cm 的旋光管。

第四节 电导的测量及仪器

电解质电导是熔融盐和碱的一种性质，也是盐液、酸液和碱水溶液的一种性质。电导这个物理化学参量不仅反映了电解质溶液中离子存在的状态及运动的信息，而且由于稀溶液中电导与离子浓度之间的简单线性关系，而被广泛用于分析化学与化学动力学过程的测试。

一、电导的测量

1. 平衡电桥法

测定电解质溶液电导时，可用交流电桥法，其简单原理如图4-1所示。

将待测溶液装入具有二个固定的镀有铂黑的铂电极的电导池中，电导池内溶液电阻为：

$$R_x = \frac{R_2}{R_1} \cdot R_3 \qquad (4-1)$$

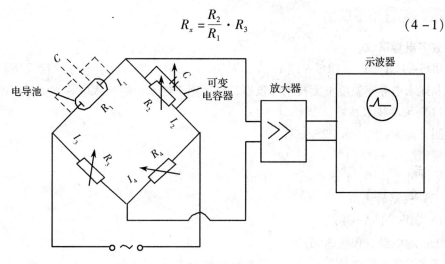

图4-1 交流电桥装置示意图

因为电导池的作用相当于一个电容器，故电桥电路就包含一个可变电容 C，调节电容 C 来平衡电导池的容抗。将电导池接在电桥的一臂，以 1000Hz 的振荡器作为交流电源，以示波器作为零电流指示器（不能用直流检流计），在寻找零点的过程中，电桥输出信号十分微弱，因此示波器前加一放大器，得到 R_x 后，即可换算成电导。

2. 分压电阻法

见图4-2电阻分压法测量示意图。

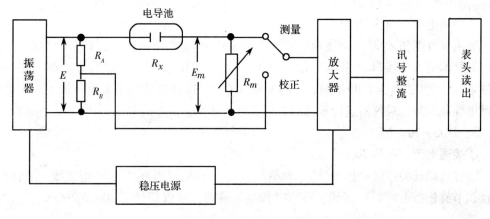

图4-2 测量原理图

由图 4 - 2 可得

$$E_m = \frac{ER_m}{R_m + R_x} = \frac{ER_m}{R_m + \dfrac{Q}{k}} \qquad (4-2)$$

由式（4 - 2）可知，当 E、R_m 和 Q 均为常数时，由电导率 κ 的变化必将引起 E_m 作相应变化，所以测量 E_m 的大小，也就测得液体电导率的数值。

二、电导测量仪器

数字电导率仪

DDS - 11A（T）、DDS - 12A（T）及 DDS - 307（T）数字电导率仪采用相敏检波技术和纯水电导率温度补偿技术。仪器特别适用于纯水、超纯水电导率测量。

（1）主要技术性能

测量范围：0S/cm ~ 2S/cm。

精确度：±1%（F. s）。

温度补偿范围：lmS · cm^{-1} ~ 18mS · cm^{-1} 纯水。

（2）仪器的使用

1）DDS - 11A（T）

①接通电源，预热 30 分钟。

②将温度补偿电位器（W_1）旋钮刻度线对准 25℃，按下"校正"键，调节"校正"电位器（W_2），使显值与所配用电极常数相同。例如，电极常数为 1.08，调节仪器数显为 1.080；电极常数为 0.86，调节仪器数显为 0.860；若电极常数为 0.01、0.1 或 10 的电极，必须将电极上所标常数值除以标称值，如电极上所标常数为 10.5，则调节仪器数显为 1.050。即

$$\frac{10.5（电极常数值）}{10（电极常数标称值）} = 1.050 \qquad (4-3)$$

调节"校正"电位器时，电导电极需浸入待测溶液。

2）DDS - 12A（T）

①接通电源，预热 30 分钟。

②温度补偿钮置 25℃ 刻度值。将仪器测量开关置"校正"档，调节常数校正钮，使仪器显示电导池实际（系数）值。当 $J_实 = J_0$ 时，仪器显示 1.000；$J_实 = 0.95J_0$ 时，仪器显示 0.950；$J_实 = 1.05J_0$ 时，仪器显示 1.050；选择合适规格常数电极，根据电极实际电导池常数，对仪器进行校正后，仪器可直接测量液体电导率。

3）DDS - 307（T）

①接通电源，预热 30 分钟。

②将选择开关指向"检查"，"常数"补偿调节旋钮指向"Ⅰ"刻度线。"温度"补偿调节旋钮指向"25"度线，调节"校准"旋钮，使仪器显示 100.0μS/cm，至此校准完毕。

测定时，按下相应的量程键，仪器读数即是被测溶液的电导率值。

若电极常数标称值不是1，则所测的读数应与标称值相乘，所得结果才是被测溶液的电导率值。如，电极常数标称值是0.1，测定时，数显值为1.85μS/cm，则此溶液实际电导率值是：

$$1.85 \times 0.1 = 0.185 \ (\mu S/cm)$$

电极常数标称值是10，测定时，数显值为284μS/cm，则此溶液实际电导率值是：

$$284 \times 10 = 2840 \ (\mu S/cm) \ = 2.84 \ (mS/cm)$$

温度补偿的使用：

一定浓度的溶液，其电导率随温度的改变而改变，在作精密测量时应该保持恒温，也可在任意温度下测量，然后通过仪器的温度补偿系统，换算成25℃时的电导率，这样测量数值就可以比较。

但是，由于不同种类的溶液，不同浓度的电导率温度系数各不相同，例如酸溶液的温度系数为（1.0~1.6)%/℃，碱溶液的温度系数为（1.8~2.2)%/℃，盐溶液的温度系数为（2.2~3.0)%/℃，天然水的温度系数为2.0%/℃，因此电导率测量的温度补偿问题比较复杂，或者可以认为这种温度补偿是不充分的，或是有较大误差的。

为此，有些电导率仪就不采用温度补偿电路，仪器测得的是当时温度下的电导率值。有温度补偿的电导率仪，若将温度补偿旋钮调至25℃时，仪器也无温度补偿作用，测量值为当时温度下的未经换算的电导率值。

表4-2　电极选用表

量　　程	开关（K_1）	测量范围 μS/cm	采用电极
0~2		0~2	J=0.01 或 0.1 电极
0~20	μS/cm	0~20	J=1 光亮电极
0~200		0~200	DJS-1 铂黑电极
0~2		0~2000	DJS-1 铂黑电极
0~20	mS/cm	0~20000	DJS-1 铂黑电极
0~20		0~2×10^5	DJS-10 铂黑电极
0~200		0~2×10^6	DJS-10 铂黑电极

附　录

附录一　彼此饱和的两种液体的界面张力

液体	$t/℃$	σ (mN·m^{-1})	液体	$t/℃$	σ (mN·m^{-1})
水－正己烷	20	51.1	水－甲苯	25	36.1
水－正辛烷	20	50.8	水－乙基苯	17.5	31.35
水－四氯化碳	20	45	水－苯甲醇	22.5	4.75
水－乙醚	18	10.7	水－苯胺	20	5.77
水异丁醇	18	2.1	汞－正辛烷	20	374.7
水异戊醇	20	5.0	汞－异丁醇	20	342.7
水－二丙胺	20	1.66	汞－苯	20	357.2
水－庚酸	20	7.0	汞甲苯	20	359
水－苯	20	35.0	汞－乙醚	20	379
水－正辛烷	20	8.5	液体	25	36.1

附录二　不同温度时水的密度、黏度及与空气界面上的表面张力

$t/℃$	d (g·cm^{-3})	η (10^{-3}Pa·s)	σ (mN·m^{-1})
0	0.99987	1.787	75.64
5	0.99999	1.519	74.92
10	0.99973	1.307	74.22
11	0.99963	1.271	74.07
12	0.99952	1.235	73.93
13	0.99940	1.202	73.78
14	0.99927	1.169	73.64
15	0.99913	1.139	73.49
16	0.99897	1.109	73.34
17	0.99880	1.081	73.19
18	0.99862	1.053	73.05
19	0.99843	1.027	72.90
20	0.99823	1.002	72.75
21	0.99802	0.9779	72.59
22	0.99780	0.9548	72.44

（续表）

t/℃	d (g·cm^{-3})	η (10^{-3}Pa·s)	σ (mN·m^{-1})
23	0.99756	0.9325	72.28
24	0.99732	0.9111	72.13
25	0.99707	0.8901	71.97
26	0.99681	0.8705	71.82
27	0.99654	0.8513	71.66
28	0.99626	0.8327	71.50
29	0.99597	0.8148	71.35
30	0.99567	0.7975	71.18
40	0.99224	0.6529	69.56
50	0.98807	0.5468	67.91
90	0.96534	0.3147	60.75

附录三　不同温度时 KCl 水溶液的电导率

t/℃	κ/ (S·m^{-1})		
	0.01mol·L^{-1}	0.02mol·L^{-1}	0.10mol·L^{-1}
10	0.1020	0.1940	0.933
11	0.1045	0.2043	0.956
12	0.1070	0.2093	0.979
13	0.1095	0.2142	1.002
14	0.1021	0.2193	1.025
15	0.1147	0.2243	1.048
16	0.1173	0.2294	1.072
17	0.1199	0.2345	1.095
18	0.1225	0.2397	1.119
19	0.1251	0.2449	1.143
20	0.1278	0.2501	1.167
21	0.1305	0.2553	1.191
22	0.1332	0.2606	1.215
23	0.1359	0.2659	1.239
24	0.1386	0.2712	1.264
25	0.1413	0.2765	1.288
26	0.1441	0.2819	1.313
27	0.1468	0.2873	1.337
28	0.1496	0.2927	1.362
29	0.1524	0.2981	1.387
30	0.1552	0.3036	1.412
31	0.1581	0.3091	1.437
32	0.1609	0.3146	1.462
33	0.1638	0.3201	1.488
34	0.1667	0.3256	1.513
35	–	0.3312	1.539

附录四　某些表面活性剂的临界胶束浓度

表面活性剂	温度℃	CMC〔mol/dm^3〕
氯化十六烷三甲胺	25	1.6×10^{-2}
溴化十六烷三甲胺		9.12×10^{-5}
溴化十六烷化吡啶		1.23×10^{-2}
辛烷基磺酸钠	25	1.5×10^{-1}
辛烷基硫酸酯	40	1.36×10^{-1}
十二烷基硫酸酯	40	8.6×10^{-3}
十四烷基硫酸酯	40	2.4×10^{-3}
十六烷基硫酸酯	40	5.8×10^{-4}
十八烷基硫酸酯	40	1.7×10^{-4}
硬脂酸钾	50	4.5×10^{-4}
氯化十二烷基胺	25	1.6×10^{-2}
月桂酸钾	25	1.25×10^{-2}
十二烷基磺酸酯	25	9.0×10^{-3}
十二烷基聚乙二醇（6）基醚	25	8.7×10^{-5}
丁二酸二辛基磺酸钠	25	1.24×10^{-2}
蔗糖单月桂酸酯		2.38×10^{-2}
蔗糖单棕榈酸酯		9.5×10^{-2}
吐温 20	25	6×10^{-2}（以下 g/L）
吐温 40	25	3.1×10^{-2}
吐温 60	25	2.8×10^{-2}
吐温 65	25	5.0×10^{-2}
吐温 80	25	1.4×10^{-2}
吐温 85	25	2.3×10^{-2}
油酸钾	50	1.2×10^{-3}
松香酸钾	25	1.2×10^{-2}
辛基 β - D - 葡萄糖苷	25	2.5×10^{-2}
对 - 十二烷基苯磺酸钠	25	1.4×10^{-2}

附录五　某些表面活性剂的 HLB 值

化学名称	商品名	HLB
失水山梨醇三油酸酯	司盘 85	1.8
失水山梨醇三硬脂酸酯	司盘 65	2.1
单硬脂酸丙二醇酯		3.4
失水山梨醇倍半油酸酯	司盘 83	3.7
失水山梨醇单油酸酯	司盘 80	4.3
月桂酸丙二酯	阿特拉斯 G - 917	4.5
失水山梨醇单硬脂酸酯	司盘 60	4.7
单硬脂酸甘油酯		5.5

（续表）

化学名称	商品名	*HLB*
失水山梨醇单棕榈酸酯	司盘 40	6.7
阿拉伯胶		8.0
失水山梨醇单月桂酸酯	司盘 20	8.6
聚氧乙烯月桂醇醚	司盘 20	8.6
聚氧乙烯月桂醇醚	苄泽 30	9.5
明胶		9.8
甲基纤维素		10.5
聚氧乙烯失水山梨醇三硬脂酸酯	吐温 65	10.5
聚氧乙烯失水山梨醇三油酸酯	吐温 85	11.0
聚氧乙烯单硬脂酸酯	卖泽 45	11.1
聚氧乙烯 400 单乙酸酯		11.4
烷基芳基磺酸盐 3300	阿特拉斯 G－3300	11.7
油酸三乙醇胺		12.0
聚氧乙烯烷基酚		12.8
聚氧乙烯脂脑醇醚	乳白灵 A	13.0
西黄蓍胶		13.2
聚氧乙烯失水山梨醇单硬脂酸酯	吐温 60	14.9
聚氧乙烯壬烷基酚醚	乳化剂 OP	15.0
聚氧乙烯失水山梨醇单油酸酯	吐温 80	15.0
聚氧乙烯失水山梨醇单棕榈酸酯	吐温 40	15.6
聚氧乙烯聚氧丙烯共聚物	普流罗尼 F68	16.0
聚氧乙烯月杜醇醚	平平加 O－20	16.0
聚氧乙烯十六醇醚	西土马哥	16.4
聚氧乙烯失水山梨醇单月杜酸酯	吐温 20	16.7
聚氧乙烯单硬脂酸酯	苄泽 52	16.9
油酸钠		18.0
油酸钾		20.0
烷基芳基磺酸盐 263	阿特拉斯 G－263	25～30
月杜醇硫酸钠		40.0

附录六　不同温度时无限稀释离子的摩尔电导率（10^{-4} S·m^2·mol^{-1}）

离子	0℃	18℃	25℃	50℃
H^+	240	314	350	465
K^+	40.4	64.4	74.5	115
Na^+	26.0	43.5	50.9	82
NH_4^+	40.2	64.5	74.5	115
Ag^+	32.9	54.3	63.5	101
$1/2Ba^{2+}$	33	55	65	104
$1/2Ca^{2+}$	30	51	60	98

（续表）

离子	0℃	18℃	25℃	50℃
$1/3La^{3+}$	35	61	72	119
OH^-	105	172	192	284
Cl^-	41.1	65.5	75.5	116
NO_3^-	40.4	61.7	70.6	104
$C_2H_3O_2^{2-}$	20.3	34.6	40.8	67
$1/2SO_4^{2-}$	41	68	79	125
$1/2C_2O_4^{2-}$	39	63	73	115
$1/3C_6H_5O_7^{3-}$	36	60	70	113
$1/4Fe(CN)_6^{4-}$	58	95	111	173

附录七 20℃乙醇水溶液的质量百分浓度、密度与折光率

乙醇%	d (g/cm³)	n^{20}	乙醇%	d (g/cm³)	n^{20}
0	0.9982	1.3330	50	0.9139	1.3616
5	0.9893	1.3360	60	0.8911	1.3638
10	0.9819	1.3395	70	0.8676	1.3652
20	0.9687	1.3469	80	0.8436	1.3658
30	0.9539	1.3535	90	0.8180	1.3650
40	0.9352	1.3583	100	0.7893	1.3614

参考文献

［1］杨冬花，武正簧．物理化学实验．徐州：中国矿业大学出版社，2005

［2］复旦大学等校编，庄继华等修订．物理化学实验（第三版）．北京：高等教育出版社，2004

［3］夏海涛，许越，滕玉洁．物理化学实验．哈尔滨：哈尔滨工业大学出版社，2003

［4］张师愚，杨惠森．物理化学实验．北京：科学出版社，2002

［5］孙尔康，徐维清，邱金恒．物理化学实验．南京：南京大学出版社，1998

［6］北京大学化学系胶体化学教研室．胶体与界面化学实验．北京：北京大学出版社，1993

［7］刘衍光．物理化学和胶体化学实验．上海：复旦大学出版社，1989

［8］叶大陆．物理化学实验．北京：冶金工业出版社，1986

［9］北京大学化学系物理化学教研室实验课教学组．物理化学实验（修订本）．北京：高等教育出版社，1985

［10］东北师范大学等．物理化学实验．北京：人民教育出版社，1982

［11］山东大学．物理化学与胶体化学实验．北京：人民教育出版社，1981